✓ あの「松阪市民病院」の実践例！

必ず役に立つ病院人事評価制度導入の手引き

「全国公立病院 人事評価制度調査報告」含む

はじめに

　近年、医療の現場に求められる職場環境は大きく変わってきています。これまでのように「医療は聖域」では、もはや通用しなくなりました。すなわち、昔のような休日や勤務時間を考慮しない働き方は、今の職員には通用いたしません。さらに、個人の能力や努力、技術的なレベルが一切考慮されずに、単に大学を卒業してからの年数だけで給与が決定されることに納得できない医師、その他の医療スタッフが増えてきています。病院も、一般企業と同じような職場環境が求められ、病院の上層部も考え方を変えなければいけなくなってきているのです。

　人事評価制度は、労働時間の適正さや休暇の取りやすさなどと並んで、働きやすさを示す指標の1つとしてよく挙げられます。一般のビジネスパーソンに聞いた、働きやすい会社調査ランキングを見ても、働きやすさを考える上で非常に重視するものとして、人事評価制度に関する項目が上位に登場します。

　病院においても人事評価を取り入れること、しかもうまく運用することが、働きやすい職場を作る上でとても重要なカギです。

　さらに平成19年12月に総務省が策定した「公立病院改革ガイドライン」および同省より病院を運営する地方公共団体に対して出された、「公立病院改革プラン」策定の要請を受け、全国の公立病院では経営改革が急務となりました。その改革の3本柱の1つである「経営形態の見直し」は職員の身分や給与の決定権などに関するため、公立病院の人事評価制度に大きな影響を与えることが想定されます。

　本書では、松阪市民病院における人事評価制度導入の経緯、問題点、医師・看護師・薬剤師やその他の医療職に対する人事評価制度の現状とともに、平成25年に実施した全国公立病院における人事評価制度導入状況のアンケート調査結果について、平成25年10月（東京）、11月（大阪）で行った、日本経営戦略人事コンサルティング社主催の「公立病院における人事評価制度導入の現状と実態セミナー」での講演内容を中心にまとめま

した。これまでの人事評価に関する書物と異なり、「明日からでも使える」をコンセプトに、わかりやすくかつ実践的にまとめたつもりです。今後、人事評価制度を導入しようとする病院の方々に多少なりともお役に立てれば光栄です。

平成26年5月
松阪市民病院 総合企画室副室長
世古口　務

必ず役に立つ病院人事評価制度導入の手引き　目次

はじめに　3

第1章　松阪市民病院の概要 …………………………………………… 9

第2章　松阪市民病院の経営状況の推移 ……………………………… 13

第3章　松阪市民病院が行った人事評価制度 ………………………… 21
　1．医師人事評価制度について……………………………………… 22
　　（1）医師こそ人事評価制度が必要
　　（2）自治体立病院で医師人事評価制度を導入するのは困難か？
　　（3）なぜ、医師から人事評価制度を導入したのか？
　　（4）医師人事評価制度導入までの経緯
　　（5）医師人事評価制度の5つの特徴
　　（6）医師人事評価制度の評価方法の概要
　　（7）医師人事評価制度による勤勉手当の金額の分布
　　（8）制度構築がスムーズに進んだ3つの理由
　　（9）制度がスムーズに定着した5つの理由
　2．看護師人事評価制度について　………………………………… 50
　　（1）医師に続いて看護師に導入
　　（2）看護師人事評価制度の目的とは？
　　（3）看護師人事評価制度導入が全国に報じられた！
　　（4）看護師人事評価制度が順調に実施できた4つの理由
　　（5）看護師人事評価制度の基本的な考え方
　　（6）看護師人事評価制度の評価方法
　　（7）看護師人事評価制度による勤勉手当の金額の分布
　　（8）看護師人事評価制度の満足度

（9）看護師人事評価制度の効果
　3．コメディカル職員人事評価制度について……………………71
　　　（1）コメディカル職員人事評価制度の基本的な考え方
　　　（2）コメディカル職員人事評価制度の対象者
　　　（3）コメディカル職員人事評価制度の評価方法
　4．人事評価制度に対する間違った考え方………………………82
　5．人事評価制度を成功させるポイント……………………………84
　6．人事評価制度による「勤勉手当」支給金額の推移…………85

第4章　松阪市民病院の人事評価制度に対する院長としての考え方…87

第5章　公立病院における人事評価制度導入の現状……………91
　1．公立病院における人事評価制度に関する調査の必要性……92
　2．全国公立病院の人事評価制度に対する調査・集計の概要…93
　3．全国公立病院の人事評価制度に対するアンケート調査回収結果…95
　　　（1）人事評価制度導入の状況
　　　（2）病院における職種別の人事評価制度導入状況
　　　（3）人事評価制度における業績評価
　　　（4）人事評価の年間実施回数
　　　（5）人事評価の結果の活用について
　　　（6）人事評価制度の導入目的
　　　（7）人事評価制度の成果と結果のフィードバックについて
　　　（8）人事評価制度導入における第三者機関の活用について
　　　（9）人事評価制度の見直しについて
　　　（10）人事評価制度導入に際して苦慮した点

第6章　公立病院における人事評価制度導入の実際……………109
　1．人事評価制度の構築……………………………………………110
　　　（1）人事評価制度の目的

            （2）進め方のポイント
        2．人事評価制度の体系 ……………………………………………… 114
            （1）医師以外の職種
            （2）医師職
        3．プロジェクトの進め方 …………………………………………… 124

資料 ……………………………………………………………………… 133
    資料1　松阪市民病院における医師人事評価における勤勉手当の支給に
　　　　　関する規則
    資料2　松阪市民病院における看護師人事評価における勤勉手当の支給
　　　　　に関する規則
    資料3　松阪市民病院における薬剤師等人事評価における勤勉手当の支
　　　　　給に関する規則
    資料4　公立病院における人事評価制度の導入に関する実態調査報告書
    資料5　人事評価制度の導入に関する実態調査　アンケート用紙

あとがき　165

第1章

松阪市民病院の概要

松阪市民病院は、三重県の中部に位置する地方公営企業法の一部適用の公立病院です。一般病床数308床（平成26年4月1日現在、医師、看護師不足のために26床を休床としています）、緩和ケア病棟20床、感染病床2床の合計328床という状況です。病院本館が建てられたのは、平成6年10月で、築後19年が経過しています。その後、増改築を繰り返し、平成20年1月に別館が新築され、緩和ケア病棟、健診センター（運営は松阪市が松阪市医師会に委託）、一般病棟で構成されています。松阪市の人口は16万9,174人（平成26年3月1日現在）で、周辺の人口を合わせても約25万人ほどです。松阪市内には当院の他に急性期医療を標榜しDPC/PDPSを導入している厚生連松阪中央総合病院（440床）と済生会松阪総合病院（430床）があり、いずれも当院を中心に半径5ｋm以内に存在しています。この3つの病院で365日の救急輪番体制を維持しています（図表1－1、1－2）。さらにお隣の地域である津市久居地区にはやはりDPC/PDPSを導入し、急性期医療を標榜する国立病院機構・三重中央医療センター（486床）があり、この地域は急性期医療の激戦区となっています。

　医師は最も多いときには46名が在職していましたが、平成16年に施行された新医師臨床研修制度開始の影響を受けて、徐々に減少し、DPC/PDPSを導入した平成20年4月にはこれまでの最少の33名にまで減少しました。つまりDPC/PDPSは過去最少の医師数となった状況で、今後も急性期医療を担う病院として存続していくことを考慮して導入したのです。その後、医師数は少しずつ増加し、平成25年4月には常勤医師41名、嘱託医師3名、研修医師6名になりました（図表1－3）。

　一方、看護師数は現在常勤職員258名（看護師250名、准看護師8名）、嘱託・パート職員19名で、全国的に看護師不足が問題となっている中、懸命の努力によって平成22年5月より7：1入院基本料を届出て、現在に至っています。

第1章　松阪市民病院の概要

図表1－1　松阪地区の3病院

- 松阪地区三病院の関係
- 救急輪番体制

厚生連 松阪中央総合病院：440床
松阪地区小児救急拠点病院、
地域がん診療連携拠点病院、
地域医療支援病院

約2.5km　約3.5km

約1.5km

松阪市民病院：328床
呼吸器センター、緩和ケア病棟、災害拠点病院、
フィリップス社製256スライスCT-scan

済生会 松阪総合病院：430床
不妊治療、地域医療支援病院
PETセンター

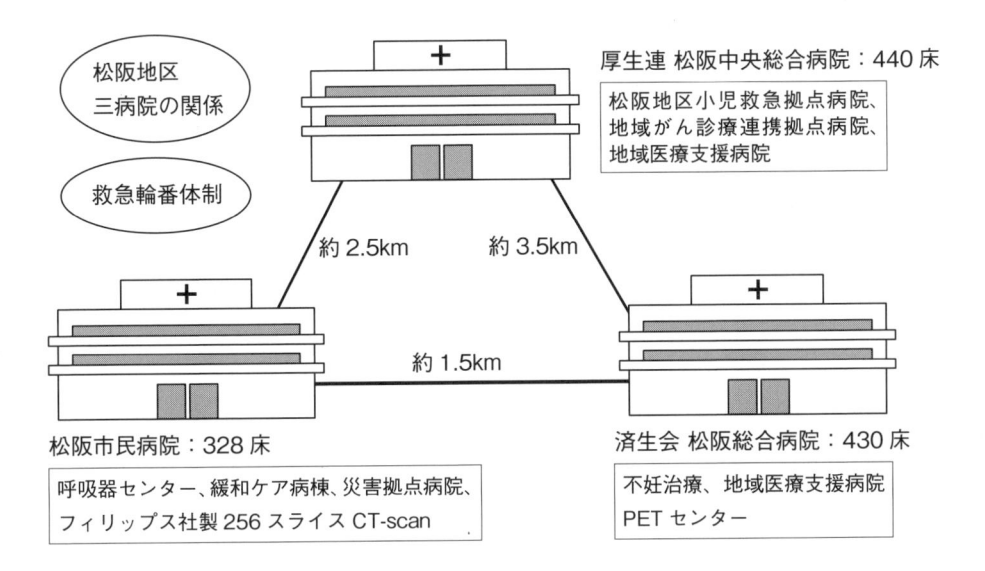

図表1－2　松阪市　市街地地図における3病院の位置関係

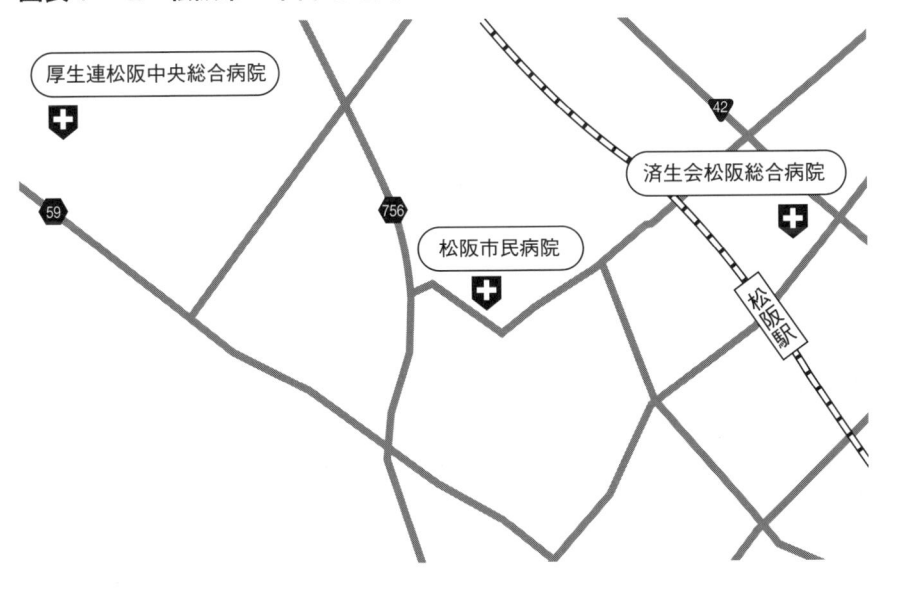

- 厚生連松阪中央総合病院
- 済生会松阪総合病院
- 松阪市民病院
- 松阪駅

図表1−3　松阪市民病院医師数の推移

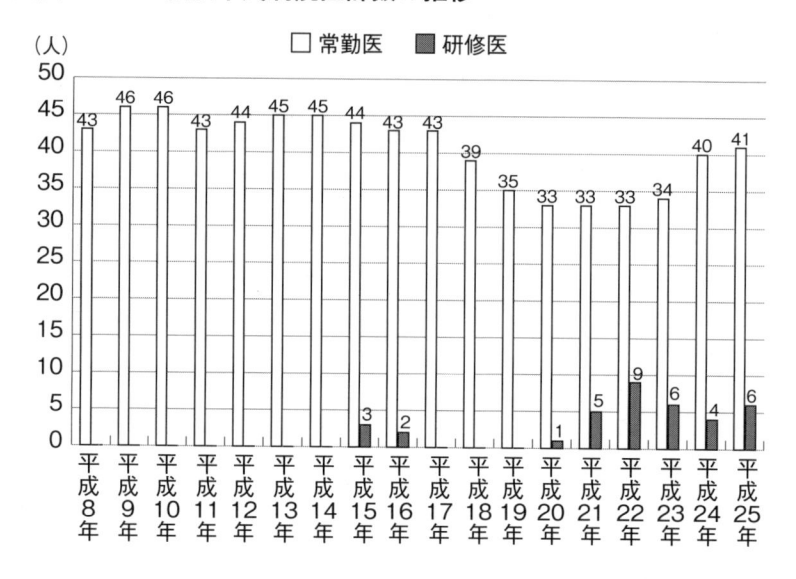

(人) □ 常勤医　■ 研修医

年	常勤医	研修医
平成8年	43	
平成9年	46	
平成10年	46	
平成11年	43	
平成12年	44	
平成13年	45	
平成14年	45	
平成15年	44	3
平成16年	43	2
平成17年	43	
平成18年	39	
平成19年	35	
平成20年	33	1
平成21年	33	5
平成22年	33	9
平成23年	34	6
平成24年	40	4
平成25年	41	6

第2章

松阪市民病院の経営状況の推移

次に、当院の経営状況の推移を紹介しましょう。昭和63年度に約1億2,000万円の単年度黒字を計上して以来、平成に入ってからは毎年約3〜10億円の単年度赤字でした。その後、経営を改善できた大きな要因は、DPC/PDPSの導入を契機にした全職員の意識改革が行われたということです。

　DPC/PDPSの導入を決めたとき、前述したように医師は最少人数となっていました。しかし、「今後も急性期医療を担っていく病院であるためにはDPC/PDPSの導入が必須」という病院の方針に対して医師をはじめ、全職員が賛同してくれました。それは、職員自身にも「このままではいけない」という危機感があったのだと思います。そして全職員の意識改革が進み、全面的な協力により、経営状況にも変化が表れました。

　DPC/PDPS導入前には1日248人であった入院患者数は、いったんは他の病院同様に1日243人に減少しましたが、次第に増加し、現在では277人にまで増加しました（図表2−1）。入院患者1人1日当たりの単価も、DPC/PDPSを導入前の平成19年度は急性期病院でありながら、3万3,678円という低値でしたが、DPC/PDPSを導入後、徐々に増大し、現在では約5万円になっています（図表2−2）。同様に、年間入院医業収益

図表2−1　1日当たりの入院患者数の推移

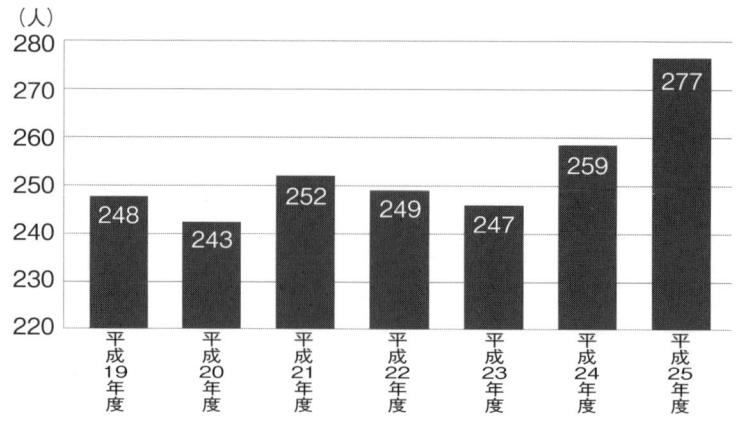

年度	人数
平成19年度	248
平成20年度	243
平成21年度	252
平成22年度	249
平成23年度	247
平成24年度	259
平成25年度	277

もDPC/PDPSを導入前の約30億円から、平成24年度には約48億円とほぼ1.6倍にまで増加しました（図表2－3）。

一方、外来は、極力地域の医療機関に逆紹介し、外来患者を減少させるというのが病院の方針でした。医師が不足していましたから、医師たちの負担をなるべく軽減してあげたかったからです。しかしながら、DPC/PDPSの導入によって、医療の質も向上し、患者や地域の医療機関からの

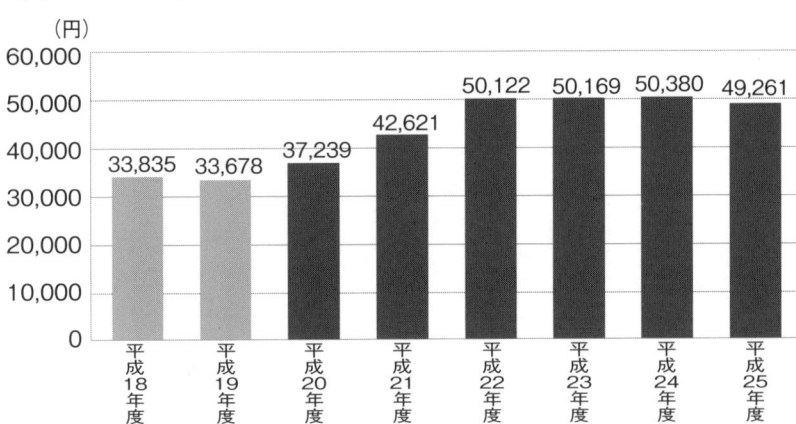

図表2－2　入院患者1人1日当たりの単価の推移

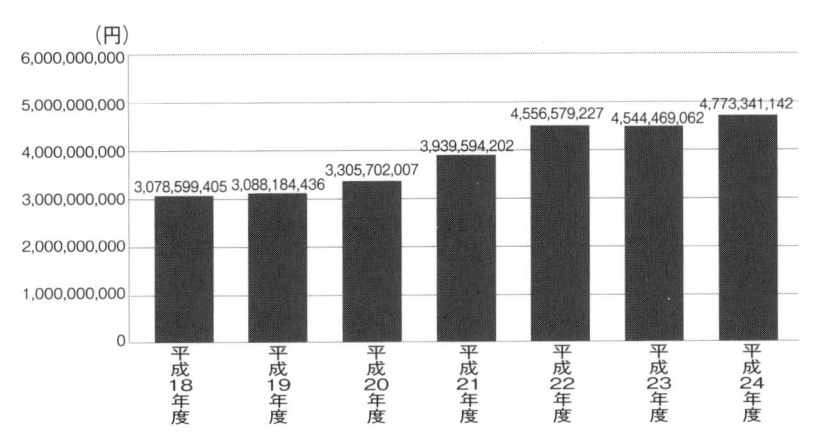

（円）

年度	単価
平成18年度	33,835
平成19年度	33,678
平成20年度	37,239
平成21年度	42,621
平成22年度	50,122
平成23年度	50,169
平成24年度	50,380
平成25年度	49,261

図表2－3　年間入院医業収益の推移

（円）

平成18年度	3,078,599,405
平成19年度	3,088,184,436
平成20年度	3,305,702,007
平成21年度	3,939,594,202
平成22年度	4,556,579,227
平成23年度	4,544,469,062
平成24年度	4,773,341,142

評価も高くなり、それまで以上の信頼を得て、病院側の意図に反して外来患者数も増加いたしました。DPC/PDPSの導入前には1日平均557人だったのが、次第に増加し、現在では634人になっています（図表2－4）。外来患者の1人1日当たり単価も、DPC/PDPSを導入前の平成19年度は9,896円でしたが、現在では約1万6,000円になり（図表2－5）、年間外来医業収益もDPC/PDPSを導入前の約13億円から、平成24年度には約

図表2－4　1日当たりの外来患者数の推移

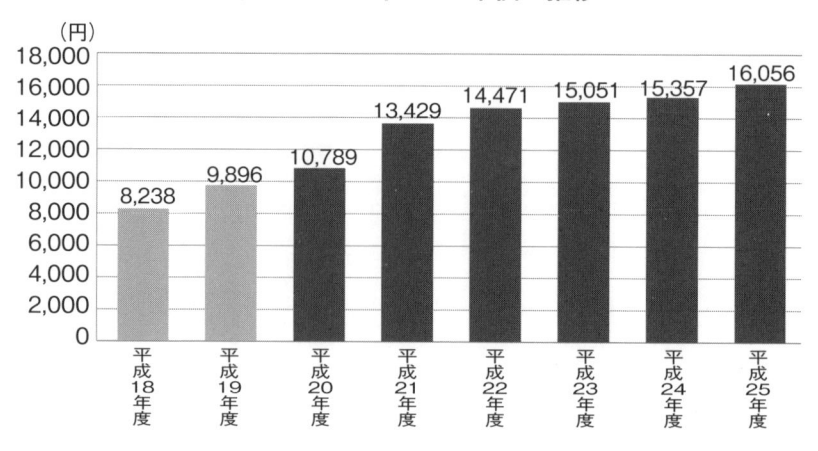

(人)
年度	人数
平成19年度	557
平成20年度	572
平成21年度	577
平成22年度	592
平成23年度	572
平成24年度	608
平成25年度	634

図表2－5　外来患者1人1日当たりの単価の推移

(円)
年度	単価
平成18年度	8,238
平成19年度	9,896
平成20年度	10,789
平成21年度	13,429
平成22年度	14,471
平成23年度	15,051
平成24年度	15,357
平成25年度	16,056

23億円とほぼ1.8倍にまで増加しました（図表2－6）。

入院医業収益と外来医業収益を合算した、総医業収益もDPC/PDPS導入前の平成19年度の約44億円から、平成24年度には約70億円にまで増加しています（図表2－7）。平成21年度より5年連続で、経常収支黒字化を達成し（参考2－1、2－2、2－3）、平成25年度の総医業収益はさらに増加し、これまでの最高額になることが推定されています。これ

図表2－6　年間外来医業収益の推移

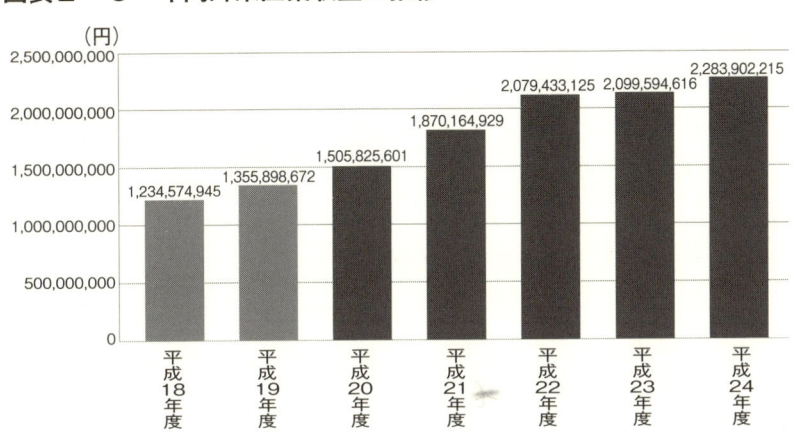

（円）
- 平成18年度: 1,234,574,945
- 平成19年度: 1,355,898,672
- 平成20年度: 1,505,825,601
- 平成21年度: 1,870,164,929
- 平成22年度: 2,079,433,125
- 平成23年度: 2,099,594,616
- 平成24年度: 2,283,902,215

図表2－7　年間の総医業収益（外来収益＋医業収益）の推移

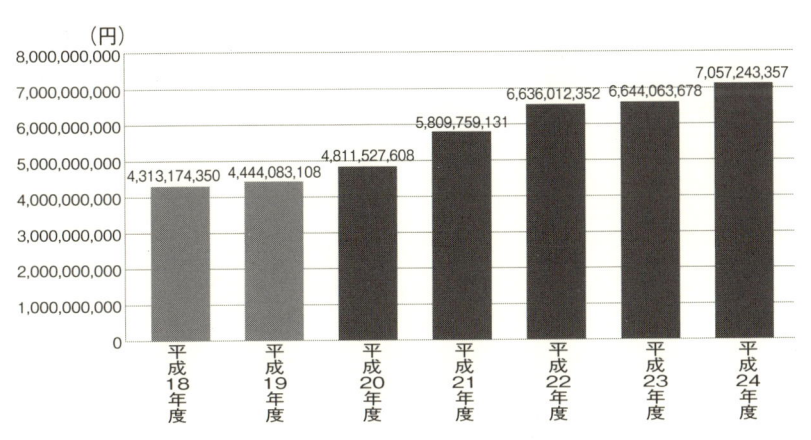

（円）
- 平成18年度: 4,313,174,350
- 平成19年度: 4,444,083,108
- 平成20年度: 4,811,527,608
- 平成21年度: 5,809,759,131
- 平成22年度: 6,636,012,352
- 平成23年度: 6,644,063,678
- 平成24年度: 7,057,243,357

は、過去最少の医師数だった平成19年度、20年度に比べて、「医師が増えたから」ではありません。医師1人1日当たりの医業収益に換算すると、DPC/PDPS導入前の平成19年度では33万3,415円でしたが、医師の増員がないにもかかわらずDPC/PDPS導入後の平成20年度には37万3,769円と大幅に増額、平成23年度にはさらに増加し、45万2,871円となっています。この金額は300〜400床未満の同規模の公立病院と比べても大きな差があります（図表2－8）。

このような総医業収益の増加は、医師をはじめ全職員の意識改革とチーム医療の成果であり、医療の質のみならず、経営の質にも大きく寄与してくれました。病院としてもこのような職員の貢献を無視することはできず、さらに各職員のモチベーションを高く維持していくためにも何らかの反応を示す必要がありました。

図表2－8　医師1人1日当たりの医業収益

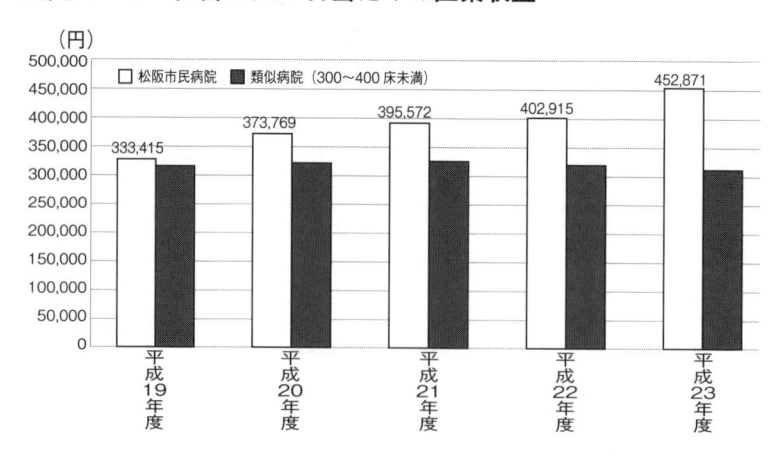

年度	松阪市民病院	類似病院（300〜400床未満）
平成19年度	333,415	
平成20年度	373,769	
平成21年度	395,572	
平成22年度	402,915	
平成23年度	452,871	

「病院事業決算状況・病院経営分析比較表（平成23年度）」（総務省）をもとに作成

第 2 章　松阪市民病院の経営状況の推移

参考2-1

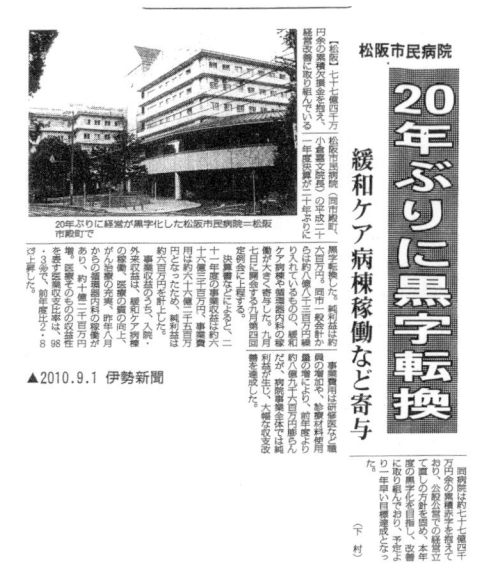

20年ぶりに黒字転換

緩和ケア病棟稼働など寄与

［松阪］松阪市民病院（同市殿町、小倉嘉文院長）の平成二十一年度決算が、二十年度より経営改善に取り組んでいる。純利益約八千三百万円を計上した。同病院は約七十七億四千万円余の累積欠損金を抱えており、公設公営での経営立て直しの方向を探る中、本年度黒字化が実現しており、予定より一年早い目標達成となった。

事業費用は新型インフルエンザ職員の増加や、診療材料使用量の増加により、前年度より約六千三百万円増えたが、事業収益は緩和ケア病棟稼働などにより、約八億六千四百万円増えた。純利益は約八千三百万円となったため、純収益は約六千万円まで増加した。

純収益のうち、入院・外来収益はのうち、医業収益の向上、緩和ケア病棟、昨年八月からの福祉医療費の未収、がん治療の充実、約十億三千二百万円の収益性のある診療部門の収益増、医療費のものの収益性を悪を確保、十一月の再診料改定などにより三千二百万円定供給に上回る。

収益増によって、収益的収支は約二億八千九百万円となり、前年度より2・898億上昇した。

▲2010.9.1 伊勢新聞

参考2-2

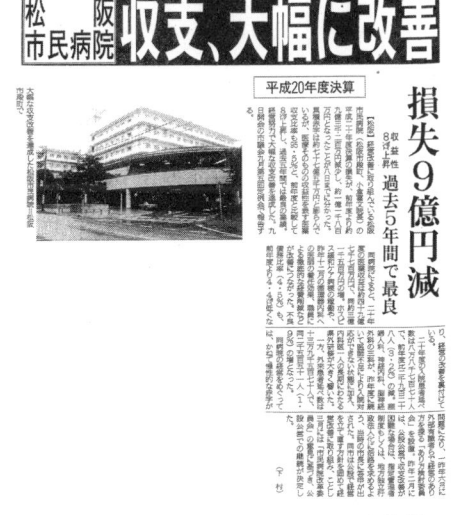

松阪市民病院　収支、大幅に改善

平成20年度決算

損失9億円減

収益性
8年ぶり上昇　過去5年間で最良

▲2009.9.9 伊勢新聞

参考2-3

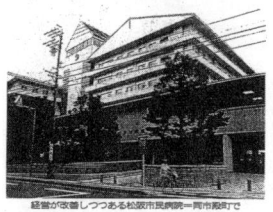

松阪市民病院 単年度赤字が大幅減

経営改善に向け一歩

緩和ケア病棟が順調
医薬品 支出見直し

松阪市民病院の二〇〇八年度の単年度赤字が、一九四六（昭和二十一）年の開院以来最悪だった前年度の十億五千万円から、一億二千万円にまで大幅に減った。累積赤字は遅らんでいるが、病院側は「経営改善に向けた一歩と受け止めている。（我部豊）

病院によると、〇八年度の決算書明らかになった。同病院は、医師不足などで経営が悪化。識者らでつくる「市民病院指定管理者制度の導入を本格的に検討するよう提案した。病院側は公営のまま通常する方針を決定。〇八年度予算をつくる指標として位置付けされていた。

昨年、同病院は「職員全員が経営への危機感を認めた結果、状況が好転した」呼吸器内科やとしべ月から始めた休日救急診療などに力を入れた。さらに〇八年度、単年度赤字を目指すこととなった。

累積赤字は、約五十六億二千万円。単年度で、緩和ケア病棟の稼働や、医薬品への支出の見直しなどを挙げた。

▲2009.9.15 中日新聞

第3章

松阪市民病院が行った人事評価制度

1 医師人事評価制度について

（1）医師こそ人事評価制度が必要

　病院に勤務する多くの職員は、医師、看護師、薬剤師など国家資格を有する専門職であり、一般企業のような人事評価制度の導入は、これまであまり意識されてきませんでした。おそらく必要性を感じることもなかったのだと思います。しかし、時代が昭和から平成に変わり、特に最近の医療を取り巻く環境の急激な変化によって、病院は一昔前とは違い、大変厳しい状況に直面しています。

　病院における人事評価制度を振り返ると、わが国の多くの一般企業と同様に長い間、職種や年齢、勤続年数、性別によって構成される「年功」を基本に構築され、運用されてきました。端的に言えば、職種別の経験年数によって賃金が決定され、年功の順に昇進させる年功序列型の人事評価制度です。しかし、こうした人事評価制度では、個人の努力や病院の方針・ビジョンに対する貢献度については全く考慮されてはいません。

　松阪市民病院においても、医師の給与体系は年齢と医籍登録日からの年数を基準とする給与体系であり、医師の個々の技量や努力が給与に反映されないなどの問題点が浮上していました。職員全体の勤務意欲を高め、病院を活力ある組織にしていくには旧来の年功序列型とは異なる人事評価制度が必要です。医師や看護師、薬剤師などの専門集団が、病院に対する愛着と労働意欲を持つことこそが病院にとって最大の強みとなるのです。

　これからの時代は、職員のモチベーションを高め、レベルの高い人材育成をしていくことこそが患者・家族、地域医療への貢献につながり、今後も地域にとって価値のある病院として存在していくための大きなカギになると思います。すなわち、画一的な給与体系ではなく、各個人の業績、技量や病院の方針・ビジョンに対する貢献度が明確に反映された人事評価制度を導入することで、職員の業務に対するモチベーションが大きく向上し、最終的には患者・家族に良質な医療を提供することにつながります。この

ような考え方のもと、近年では、自治体立病院においても人事評価制度の導入が注目を浴びるようになってきています。

ところが、人事評価制度の導入については、一般的な大企業と同様に病院においても、「大病院でのみ必要」という誤解がありました。「中小規模の病院では職員の日頃の勤務態度も勤務実績も一目瞭然なのだから、あえて人事評価制度を導入する必要はない」と誤解されていたのです。しかし、そこには人事評価制度導入による病院の方針・ビジョンに対する貢献度、教育、育成、さらには人事の効率化という視点が欠けています。

さらに、すでに人事評価制度を導入している自治体立病院でも、医師を対象としない、あるいは、他の職種から導入し、最後に医師に導入するという病院が多くあります。松阪市民病院のように、まず医師から人事評価制度を導入した例は比較的まれでしょう。

平成21年度末に各地の公立病院が総務省に提出した「公立病院改革プラン」でも、多くの病院が「医師人事評価制度の必要性」を記載しています。多くの病院が人事評価制度導入の必要性を理解してはいるものの、現時点ではごく一部の病院しか"実践的な"人事評価制度の導入がなされていないのが現状です。"実践的な"とあえて述べたのは、本庁からの指令による病院職員の人事評価制度の導入は、形骸化しているものが多いように感じるからです。とはいえ、公立病院においても、医師人事評価制度の導入を松阪市民病院よりも、早くから実施している病院はいくつかあります。ただ残念なのは、組織形態が同じ地方公営企業法の自治体立病院でありながら、このような画期的な取り組みを、詳細かつ具体的に公表している病院がほとんどないのです。私は新しい取り組みに対し、同じ組織形態の自治体立病院の方々からいろいろな意見をいただき、より素晴らしい制度にしていくことこそが必要と考えています。だからこそ本書では、これから人事評価制度を導入される病院にとって、多少なりともお役に立てるように松阪市民病院での経験をまとめました。

急性期医療を標榜し、医師不足という厳しい医療環境の下、病院の方針・ビジョンを理解し、365日多忙な日常診療をこなしている医師に対してこ

そ、適切な人事評価制度が適応されるべきであると考えています。絶えず勉強し、努力していても、単に医籍登録日からの年数だけで、給与が決定されるようでは医師のモチベーションは上がりません。

一般に、人事評価制度と言うと、「人件費削減」や「査定減額」という言葉が連想されがちですが、本当の目的はそうではありません。少なくとも当院で目的としたのはそうではありませんでした。松阪市民病院における人事評価制度は根本的に職員にプラスに働きかける、加点主義を採用しています。それは「病院の方針に対する医師の貢献度の評価であり、医師の確保と定着化を実現させ、労働に対するモチベーションを向上してもらうための施策」だからです。簡単に言えば、「やる気のある医師に対し、勤務実績を正しく評価し、今後も当院に継続して勤務していただく」ための制度なのです。

(2) 自治体立病院で医師人事評価制度を導入するのは困難か？

一般の企業に比べ、病院において人事評価制度を導入するのは難しい、と言われています。中でも、われわれの病院のような地方公営企業法の一部適用の自治体立病院において医師人事評価制度を導入することは困難、あるいは不可能とさえ言われがちです。それはなぜでしょうか？　以下のような理由が挙げられます。

①医師の業績を評価するのは難しい

一般に人事評価制度を導入するには、評価基準を設定する必要があります。しかし、診療科の特性によって、収益を上げやすい診療科もあれば、上げにくい診療科もあります。これまでは、業績評価基準の設定根拠が不明確で、客観的なデータに乏しかったのが現状でした。

ところが、DPC/PDPS を導入することにより、各診療科の臨床データのベンチマーク分析が可能となりました。特に病床規模の同じ全国の自治体立病院と比較できるようになったことは、非常に大きな変化です。診療各科の医師の業績実績を比較することで、各個人の病院に対する貢献度が

明白になり、現場の医師もベンチマーク分析の結果を見せると納得してもらえるようになりました。これまではどの病院においても、それぞれの医師は「最新の医療を一生懸命に患者に提供している」と言うだけで、「他の病院と比べてどうか？」ということについて、実際のところわかりませんでした。もちろん、各個人は確かに一生懸命に診療に当たっているのだと思います。しかし、他の病院と治療方針や治療実績を比べることができないために、より素晴らしい医療があったとしても、知ることができなかったのです。いまや自分たちの病院で実施している医療が全国的に見てEBMに基づいた正しい医療なのかどうかが、明白になってきています（私が大学病院の病棟で外科医として勤務していたころ、上司から言われたことが、今では全く通用しなくなっていることもあります。臨床医学においては、何が正しいか、正しくないかは、時代によって大きく変貌するものです）。

②公務員の給与制度を改正するのは煩雑

　自治体立病院において人事評価制度を導入する場合、最終的には給与制度の変更にかかわってきます。自治体立病院で、給与制度を変更するには、行政側、議会側に「人事評価制度導入の必要性」を理解してもらった上で、条例を改正しなければなりません。少ない人数で厳しい医療環境の中、頑張ってくれている医師たちをきちんと評価するためにも、医師人事評価制度の導入が必要です。そのことを理解しながらも、その手続きの煩雑さから二の足を踏んでいる自治体立病院が多いのが現状のようです。

　自治体立病院の多くは地方公営企業法の全部適用または一部適用で、昭和27年に制定された地方公営企業法が適用されています。この公営企業法の「給与」の条項、第38条には「企業職員の給与は、その職務に必要とされる技能、職務遂行の困難等、職務の内容と責任に応ずるものであり、かつ職員の発揮した能率が十分に考慮されるものでなければならない」と記載されています。公営企業に従事する職員の給与には本来、個々の職員の働きに対する評価が反映されるべきである、ということです。まさしく

公営企業法の根底には、今でいう人事評価制度の考え方が存在していると言えます。

　こうした観点に立てば、たとえ事務的に手続きが煩雑で、松阪市民病院のような地方公営企業法一部適用の病院であっても、事務職の努力により人事評価制度を導入することは可能です。そのことを病院職員にぜひ理解していただきたいと思います（現実的には事務職は3〜5年で本庁に異動する可能性が高く、あえて自分の在任中に面倒な事務処理に手をつけたがらないかもしれません。病院人事評価制度の導入に関し、事務職が行動に移さない病院が大部分であり、当院のような事務職がむしろ、まれかもしれません）。

　地方公営企業法全部適用、一部適用の自治体立病院では、人事評価制度を導入することは不可能と考えている病院は多いかもしれません。当院では院長、事務部長が人事評価制度導入の必要性を行政側、議会側に根気よく説明し、交渉しました。当院で人事評価制度導入を実現できた大きな要因の1つは、事務職の意識改革と努力であり、他の病院に誇れる部門の1つです。

③原資が確保できない

　たとえ人事評価制度が実施されても、何らかの形で給与に反映されなければ、現場の職員のモチベーション向上にはつながりません。もちろん人事評価制度により支給される金額の多寡について議論するものではありませんが、自分たちの勤務状況が正しく評価され、それが最終的に各個人に給与という形で支給されることに意義があります。

　当院を含め、各自治体立病院の経営状況は大変厳しく、そのような中で医師人事評価制度を導入しても、給与に反映させるだけの原資が確保できないのが現状でしょう。実際、人事評価制度の原資の確保については病院によってさまざまです。各種の手当を削除して原資としたり、マイナス査定の人の分をプラス査定の人の原資として充てる病院もあるそうですが、これでは医師のモチベーション向上につながりません。

幸いにも当院では行政側、議会側も医師人事評価制度の必要性、重要性を十分に理解していただき、年間の入院・外来収益の0.5％を医師人事評価制度のための原資とすることが議会で決定されました（詳しくは後に述べます）。当然、経常収支が黒字でなければ、原資を確保することは困難となり、高い評価を得ても満額支給されない可能性があることを、医師も暗黙のうちに了解しています。

（３）なぜ、医師から人事評価制度を導入したのか？

繰り返しになりますが、人事評価制度をすでに導入している病院の中でも、医師に対して最初に人事評価制度を導入した病院はほとんどないように思います。なぜ、当院では一番やりにくいと思われている医師に対して、全職種に先駆けて人事評価制度を導入するに至ったのか。その背景には次のような理由がありました。

①医師数の減少、および新規採用の困難

当院の医師数は平成9年度の46人を最多に、その後減少し、DPC/PDPSを導入した平成20年4月にはこれまでの最少の33人にまで減少していました。こうした状況は何も当院だけに限ったことではないでしょう。平成16年4月より必修化された新医師臨床研修制度の影響が大きく関与しています。さらに近年の医師の就労環境変化による、地域偏在や特定診療科への偏在、医療の高度化による専門性の増強、女性医師の増加など、種々の要因が複合的に絡み合い、全国的に医師不足が叫ばれるようになりました。特にわれわれの病院のような地方の自治体立病院においては、こうした傾向がより顕著であります。

病院に勤務する医師たちは労働環境の悪さと、自分たちの労働が正しく評価されない不満から、病院で働くモチベーションを維持することが困難となり、肉体的、精神的苦痛の軽減を求めて、開業志向に拍車がかかっているように感じられます。その結果、病院に残された医師の仕事量がさらに増大するという悪循環が発生しています。このようなことが加速する

と、最悪の場合には地域医療の崩壊にまで発展するという構図が成立し、公立病院を代表するような名門病院でさえこのような危機に直面しているニュースも見受けられます。こうした危機的状況だからこそ、当院では人事評価制度を導入することを決めました。急性期医療を標榜し、DPC/PDPS導入を決定した病院の方針に協力し、日夜頑張ってくれている医師たちのモチベーションを高め、より長く病院に勤務してもらうための方策が必要だったのです。

② 「松阪市民病院あり方検討委員会」からの提言

人事評価制度の導入は、「松阪市民病院あり方検討委員会」でも言及されていました。

冒頭でも述べた通り、松阪市民病院の経営状況は平成の時代になってからは毎年赤字状態であり、非常に厳しい状況でした。そのため、平成19年6月、松阪市が設置した「松阪市民病院あり方検討委員会」から病院に対して、経営改善のために種々の提言がなされました。その中で医師の給与制度については、「人事評価制度を導入し、個人の勤務成績や仕事に対する意欲を評価し、これを昇給・昇格と連動させ、職員の労働意欲向上を計れる制度にすべきである」と述べられ、このことが市長にも答申されていたのです。

こうした背景のもと、院長、事務部長の努力により行政側、議会側にも医師人事評価制度の必要性、重要性を理解していただき、さらに平成20年4月より導入したDPC/PDPSを契機に、医師を中心に、全職員の意識改革とチーム医療が進み、病院の経営状況に改善の兆しが見えてきたこともあり、平成20年9月、議会にて医師人事評価制度導入が上程され、年間医業収益の0.5%（平成20年度の場合、約2,500万円、その後医業収益の増加とともに拡大）を原資とすることも正式に決定されました。

③ 「医師たちに報いたい」という院長の想い

厳しい医療環境の中、最少の医師数にもかかわらず、今後も地域の急性

期医療を担うために、DPC/PDPSを導入するという病院の方針・ビジョンに協力してくれた医師に対して何とか報いたいという院長の熱い想いもありました。

　医師を中心にした全職員の意識改革とチーム医療の実践により、病院の経営状況に回復の兆しが見え始め、冒頭で紹介したようにDPC/PDPS導入の翌年には数字となって表れ始めました。同規模の病院と比較しても、当院医師1人1日当たりの医業収益が大幅に増額となったこともあり、平成20年12月に医師人事評価制度による第1回目の勤勉手当が支給されました。

（4）医師人事評価制度導入までの経緯

　当院の人事評価制度の取り組みについて、導入までの経緯を紹介します。導入に向けた準備は平成18年4月より始まりました。この取り組みは医師人事評価制度の「構築期」と「導入期」に分けられます。

　当初から、医師人事評価制度の構築に要する期間は2年間と計画し、制度構築を進めてきました。最初の1年で制度の骨格を固め、その後の1年でプレ評価を実施し、制度面・運用面における課題を改善させる、という計画でした。今後、人事評価制度の導入を考えている病院もあるかと思いますが、どの職種から実施するにしても、準備期間に2年間は必要と考えます。

①医師人事評価制度の構築（平成18年4月～平成19年3月）

　制度の構築に当たってまず行ったのは、病院内に「医師人事評価制度プロジェクトチーム」を結成したことです。プロジェクトチームのメンバーは院長、事務部長、看護部長、課長補佐と日本経営戦略人事コンサルティング社（3名）で構成し、1カ月に1回検討会を開催しました。

　評価制度の仕組みを作るに当たり、最も重視した点は「いかに医師の意見を聞きながら、制度構築を進めるか」です。そのため人事評価制度構築

期間中、全常勤医師に2回のヒアリングを実施しました。このヒアリングには十分に時間を取ることが必要です。ヒアリングでは病院側から「人事評価制度で期待すること」を述べ、医師側からの「人事評価制度を導入することへの不安」、「どのような項目を評価すべきか」、逆に「どのような項目は評価されたくないか」、「誰が評価するのか、多面評価はどうか？」など現場の意見を直接聞くことが、人事評価制度導入を成功させるポイントになります。

一方、人事評価制度について、医師に説明の機会をあまり設けずに、トップダウンで進めると、失敗例が多いようです。「何のための人事評価か、何を評価するのか」については、各診療科の特性もあり、どの病院でも意見の分かれる点でしょう。当院でも同様でした。「総論賛成、各論反対」の中、個々の医師の意見を重視しながら、意見をまとめ、さらに病院側が期待する内容を加えて制度構築を行いました。

当院の人事評価制度は一般企業における減点主義の「人事査定」ではなく、加点主義の「人事評価」です。そのことを全医師に理解してもらうことも重要なポイントでした。病院における人事評価制度の導入は、現状ではまだまだ一般的に普及しているわけではありません。人事評価制度に対する認識不足や誤解があり、これらを払拭するためにも、医師に対する説明には、十分に時間をかけて実施することが必須であり、努力した人、病院の方針に貢献してくれた人には、それなりの処遇をするという具体的で、前向きな姿勢を説明することが大切であると考えています。

もう1つの重要な点が人事評価制度導入の際の原資の確保でした。平成18年当時の当院の経営は非常に厳しい状況であったため、原資の確保が重要であることは認識しながらも検討しにくい点であり、翌年に持ち越されました。

②医師人事評価制度導入期（平成19年4月～平成20年3月）

医師人事評価制度プロジェクトチームで、作業面を担当していた事務部長の異動と原資確保の根拠設定に手間取ったことが、この人事評価制度導

入事業の進行速度を大きく鈍らせました。特に最も難しかったのが「人事評価制度の原資額設定の根拠」です。他の病院での前例があるわけではなく、困難を極めましたが、粘り強く検討を重ねました。原資額として、平成19年度の入院・外来収益の約0.5％、総額2,300万円とすることとし、18年度の実績をベースに平成19年度の評価をシミュレーションした結果、全体で5,740点となったため、1点を4,000円として支給金額を求め、医師人事評価制度の勤勉手当として支給することにしました。

そして各診療科長説明会、各医師説明会、第3回目の医師ヒアリングを実施しました。

医師の場合、診療科の特性もあり、業績評価を一律に実施することには無理があります。医師からも「業績評価をしにくい」、「業績評価してほしくない」という希望もありました。そのため、特定の医師、診療科に対しては業績評価をしないことに決めました。

何が何でも病院全体で共通の基準で評価するという姿勢を貫くことは、実現の妨げになる可能性があります。そのことを十分に理解する必要があるでしょう。まずは医師人事評価制度を導入し、その後運用する中で不備な点や問題点があれば、その都度検証し、是正していくという姿勢がポイントと思われます。

このような自治体立病院の人事評価制度導入のプロジェクトチームにおいては、要の一人である事務部長の突然の異動や赤字状況下での人事評価制度のための原資確保が大きな課題となることがわかりました。今後人事評価制度を導入する自治体立病院でも同じような問題が予測されるため、十分に注意する必要があると思います。

このようないろいろな問題点を解消し、平成20年9月議会において、正式に医師人事評価制度の導入が決定されました。三重県で初めての画期的な取り組みであり、新聞でも大きく取り上げられました（参考3－1、3－2）。

参考3-1

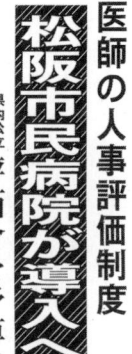

医師の人事評価制度
松阪市民病院が導入へ
県内公立病院で初 評価分を予算化

▲2008.8.26 伊勢新聞

参考3-2

市民病院が評価制度導入
医師確保に報酬アップ
今年度上半期 常勤32人に1150万円を計上
上司、看護師ら得点付ける

▲2008.8.26 夕刊三重

（5）医師人事評価制度の5つの特徴

当院の医師人事評価制度には、以下のような5つの特徴があります。

①「勤勉手当」として給与に反映

当院は地方公営企業法の一部適用の病院であり、医師といえどもその給与については松阪市の給与条例で規定されています。しかし、事務職の努力により、県とも相談し、ボーナスとは別に「勤勉手当」として支給することにして、医師人事評価制度を導入しました。たとえ人事評価制度を導入したとしても、何らかの形で給与に反映されなければ、医師のモチベーション向上にはつながらず、人事評価制度導入の意義が半減してしまいます。もちろん人事評価制度の導入は、給与に反映させるだけが究極の目的ではありませんが、重要なポイントであると思います。

②最初に医師に導入

前述したとおり、当院では全職種の中で、まず医師に対して人事評価制度を導入しました。これは他の病院と大きく異なる特徴でしょう。導入に当たっては院長が全職員の前で、今後、順次、看護師、薬剤師等のその他の医療職に対しても人事評価制度を導入していく予定であることを明言しました。このことが職員組合からも人事評価制度の導入に反対の声が出なかった一因と思われます。医師だけを特別扱いする病院もいまだに見受けられますが、チーム医療が必要とされている今日です。医師にも、看護師にも、その他の医療職にも同等の対応を考慮する時代となっているのです。

③年間の入院・外来収益の0.5％を原資に！

人事評価の結果を、勤勉手当として給与に反映させるには、当然原資が必要です。各種手当をカットしたり、マイナス評価をして、何とか原資を作る病院もあるようですが、このような手法では医師のモチベーションの向上にはつながりません。当院では、幸いにも院長、事務部長の努力により、年間の入院・外来収益の0.5％を医師人事評価制度の原資として確保

できました。このことが直接的に影響しているとは思いませんが、当院の医業収益は6年連続で増加しています。人事評価制度の導入が職員の労働に対するモチベーションの向上に関与していることは間違いのない事実だと思います。

④常勤医師全員をプラス評価で

　医師人事評価制度の対象は、当院に勤務する常勤の医師、歯科医師全員です（臨床研修医師は除く）。マイナス評価はなく、プラス評価ですから、松阪市民病院で常勤医師として働いていれば、何らかの評価を得られるということです。一般の企業で見られるような「人件費削減」、「査定減額」というような考え方はありません。医師にとっても、「給与が削減される」という不安要素がないということが、当院の医師人事評価制度が順調に定着した大きな要素でしょう。ちなみに、私自身はと言うと、ちょっと残念なことに、嘱託医師でありますので、当院の人事評価制度の対象にはならず、この恩恵は受けられません（私は60歳で松阪市民病院に赴任したので、定年まで5年あったのですが、自分から嘱託医師を希望しましたので、当然なのですが…）。なお評価期間が6カ月に満たない中途採用の医師の場合は在職した月数に応じて算定しています。

⑤「勤勉手当」は院長から現金で手渡し

　医師人事評価制度の結果は、「勤勉手当」として給与に反映させていることはすでに述べました。これは年2回、6月、12月のボーナス支給日の朝、各医師を院長応接室に呼んで、院長自らが人事評価に関するコメントとともに、ボーナスとは別に「勤勉手当」として封筒に入れた現金を手渡ししています（参考3-3）。この日ばかりはどの医師の表情も非常ににこやかです。

　たとえ、事務処理が面倒であっても、銀行振り込みではなく、現金で院長自ら手渡すことは大事なポイントだと思います。これは大病院では困難なことかもしれません。中規模の病院で、医師の数が限られているからこ

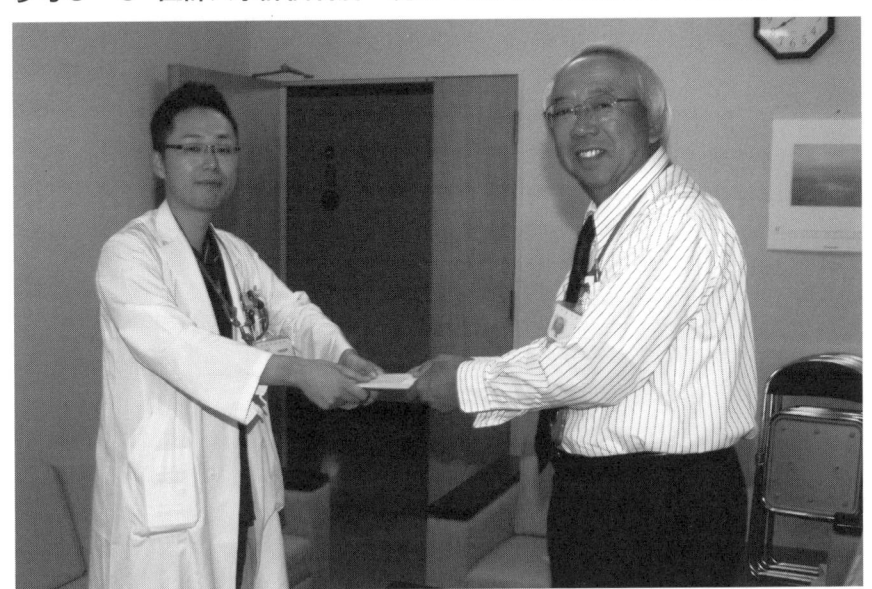

参考３－３　医師人事評価制度：現金で院長より支給される勤勉手当

そ、可能なことかもしれません。しかし、効果は絶大です。

（６）医師人事評価制度の評価方法の概要

　当院の人事評価制度の具体的な構成を説明いたします。大きくは「行動評価」、「業績評価」、「特記事項」の３つの評価の合計で構成されています（図表３－１）。

①行動評価

　行動評価とは病院における具体的な"行動"を評価するものです。どれだけ優れた業績を上げていても、他の職種との協調性が欠けていたり、迷惑をかけたり、患者・家族から不満に思われる行動が見られる医師も時に存在します。これらの事項も客観的に評価する必要があります。当院の行動評価は３つのカテゴリーで構成しています。

１）患者様対応に関する評価

評価要素：①患者様に対する説明「インフォームドコンセント」の実施
　　　　　②患者様への態度
　　　　　③身だしなみ
　　　　　④診療に対する熱意
2）各種連携に関する評価
評価要素：①医師間の連携（業務依頼、相談）
　　　　　②看護部との連携
　　　　　③コメディカルとの連携
　　　　　④事務との連携
　　　　　⑤病診連携の対応
3）病院運営貢献に関する評価
評価要素：①ルール・方針の遵守
　　　　　②時間厳守
　　　　　③委員会、会議への参加

図表3－1　医師人事評価制度の全体像

医師人事評価制度＝行動評価＋業績評価＋特記事項評価

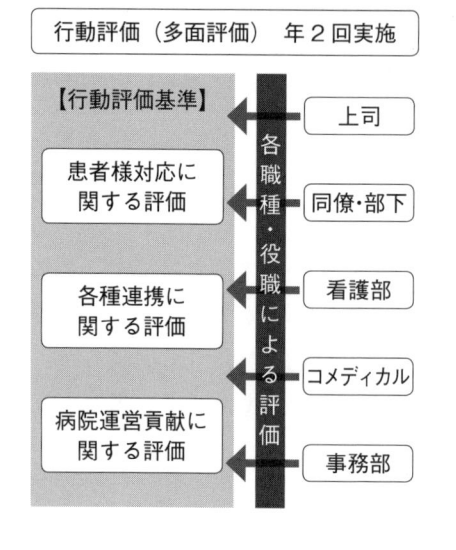

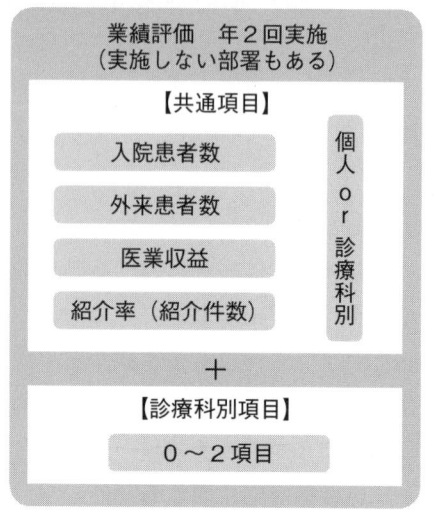

行動評価（多面評価）　年2回実施

【行動評価基準】
- 患者様対応に関する評価
- 各種連携に関する評価
- 病院運営貢献に関する評価

各職種・役職による評価：上司／同僚・部下／看護部／コメディカル／事務部

業績評価　年2回実施（実施しない部署もある）

【共通項目】
- 入院患者数
- 外来患者数
- 医業収益
- 紹介率（紹介件数）

個人 or 診療科別

＋

【診療科別項目】
0～2項目

各医師はこれら12項目について、客観性を増すために、上司、同僚・部下、看護部、コメディカル、事務部の合計5人の関係者からの多面評価を受け、その医師の日常の行動を客観的に評価するシステムになっています（図表3－2）。

各項目はS（5点）、A（4点）、B（3点）、C（1点）、D（0点）で評価し、全12項目がすべてS評価であれば「5×12」で60点になります。この合計点を仮の行動評価の点数とし、後に述べる役職ランクによるウエイト（％）を乗じて（図表3－4）、実際の行動評価の点数とするという仕組みです。

②業績評価

次に業績評価では、診療科もしくは各個人で目標を設定し、その目標値に対する達成率を点数化して評価しています。業績評価の項目は、病院側が医師に期待する項目（入院患者数、外来患者数、紹介件数、紹介率、年間医業収益など）と、医師が特別に評価してほしい項目、力を入れている項目（例えば外科における内視鏡手術件数、消化器内科における消化器内視鏡件数など）です。目標値は毎期、診療各科の科長と院長とのヒアリングを実施して設定しています。

業績評価もその達成度合いにより、S（目標値の120％以上の達成：5点）、A（目標値の110〜120％の達成：4点）、B（目標値の100〜110％の達成：3点）、C（目標値の90〜100％の達成：2点）、D（目標値の90％未満の達成：1点）と点数配分し、その合計点を仮の業績評価の点数とし、行動評価の場合と同様に後に述べる職位によるウエイト（％）を乗じて、実際の点数としています。なお各評価項目にもウエイト（％）を決めています（図表3－3、3－5）。

③職位による行動評価と業績評価のウエイト

行動評価と業績評価のウエイトは、医師の職位によって、図表3－4のように定めています。比較的年齢の若い医師が多い職位においては、医師

図表3-2　行動評価基準

評価分類	評価要素	重要ポイント	D
Ⅰ 患者様対応に関する評価	患者様に対する説明「インフォームドコンセント」の実施	患者様が納得して治療を受けられるようにしているか。 ・説明のわかりやすさ ・患者様が選択できるような情報提供 ・患者様の意思尊重	患者様に自分の判断を一方的に押し付けている。
	患者様への態度	患者様が安心して診察を受けられるように適切な態度をしているか。 ・言葉づかい、丁寧さ ・聴く姿勢、話す姿勢 ・目線	患者様に対する態度が極めて悪く、クレームにつながっている。
	身だしなみ	患者様を不快にさせない、清潔感のある身だしなみであるか。 ・服装　・頭髪 ・無精ひげ	普段から身だしなみが悪く、患者様に不快感を与えている。
	診療に対する熱意	診療の際に生じた問題の解決に取り組み、最後まで責任を持ってやり遂げているか。 ・問題から逃げない ・自分で解決できないことは応援を頼む	診療におけるトラブル等については、小さな問題であっても一切対応しない。他のスタッフにも迷惑がかかっている。
Ⅱ 各種連携に関する評価	医師間の連携（業務依頼、相談）	患者様にとってより良い医療を提供するために、医師同士で連携しているか。 ・他科との協力 ・情報交換、相談 ・不在時のフォロー	医師同士の連携を全く取っておらず、それが患者様に対する医療提供の質の低下につながっている。
	看護部との連携	患者様へのより良い医療提供のために相手の専門性や立場を尊重し、看護師と連携をしているか。 ・治療方針、計画の明示 ・意見交換 ・指示のわかりやすさ	業務依頼の仕方が横柄であったり、治療方針、計画がなかなか出来上がらないため、看護師が動きが取れない。
	コメディカルとの連携	相手の専門性や立場を尊重し、コメディカルの専門性を活用しながら、連携しているか。 ・専門性の尊重と活用 ・業務依頼の仕方 ・緊急時の業務依頼	業務依頼の仕方が横柄であったり、コメディカルからの情報や意見を全く取り入れないなど、連携を乱している。
	事務との連携	相手の専門性や立場を尊重し、診断書の作成等、患者様の待ち時間に関わるような書類を迅速に処理しているか。 ・書類作成の時間 ・疑義照会への対応	業務依頼の仕方が横柄であったり、事務との連携に非協力的で、事務に必要以上の負担がかかり結果的に患者様に迷惑がかかっている。
	病診連携の対応	地域医療に貢献するべく、相手の立場を尊重しながら、診療所との適切な関係作りをしているか。 ・紹介状の返書の早さ ・経過報告の実施 ・逆紹介の実施	業務依頼の仕方が横柄であるなど、病診連携の対応が極めて悪く、診療所からクレームがきたり、事務に迷惑がかかったりしている。
Ⅲ 病院運営貢献に関する評価	ルール・方針の遵守	病院のルールや方針に沿って業務を進めているか。 ・自己流でないか ・一度決まったことを勝手にやり方を変えていないか ・変える必要があるときには、会議など適切な手続きを踏んでいるか	決められたルールや方針に従わず、協力を求められても自分のやり方を通している。
	時間厳守	外来開始時間、患者・家族との面談などで時間厳守を心掛けているか。 ・出勤時刻の厳守 ・外来開始時刻の厳守	決められた時刻を守らず、業務に遅れを生じさせ、患者や看護師、コメディカル等の職員に迷惑をかけている。
	委員会、会議への参加	病院経営が効果的に進むように、前向きに発言しているか。 ・発言の積極性 ・発言の前向きさ	特に事情がなくても委員会や会議をほとんど欠席している。

第3章　松阪市民病院が行った人事評価制度

C	B	A	S
インフォームドコンセントを行っていないことがある。	説明がわかりにくいこともあるが、インフォームドコンセントは必ず実施している。	インフォームドコンセントを実施しており、内容も問題ない。	インフォームドコンセントが患者様にとって非常にわかりやすく、患者様が選択しやすい。
患者様に対する態度が悪かったり、横柄であることがあり、時によっては患者様を不快させることがある。	どの患者様に対しても適切な態度で対応しており、特に問題はない。	患者様の安心や信頼につながるように、相手の立場や状況に合わせた態度をとっている。	患者様に対する態度が極めてよく、患者様からの評判も高い。
患者様に不快感を与えるほどではないが、普段から身だしなみが良くない。	普段から身だしなみが良く、特に問題ない。		
診療におけるトラブル等があると逃げてしまい、対応しなかったり、対応しても嫌々であったり不十分なことがある。	診療におけるトラブル等についても最後まで責任をもって対応している。	診療におけるトラブルについて進んで対応し、自分では解決できないことは素早く応援を要請している。	診療におけるトラブル等が発生した場合には、自ら進んで対応するとともに、最後まで自分で問題を解決している。
医師同士の連携をほとんど取っていない。他の医師に対して迷惑をかけることもある。	医師同士の連携を取っており、他の医師に負担をかけるようなことはない。	他の医師のフォローをしたり、すすんで医師同士の連携を取っている。	リーダーシップを発揮して医師をまとめている。
治療方針、計画を立ててはいるが、内容が一方的であったり、連携の取り方が不十分なことが多い。	治療方針、計画を立てており、連携についても特に問題ない。	相手の状況を踏まえ、治療方針、計画を余裕をもって立てており、内容的にも分かりやすい。	看護師と意見交換を行い、必要に応じてその意見を反映させて治療方針、計画を立てたり、指示を出すなど、医療提供の質を高めている。
連携の取り方が不十分なことが多く、相手を尊重した対応をしていない。	連携は、特に問題ない。	相手の状況を踏まえた上で業務依頼等をしており、相手を尊重している。	コメディカルからの情報提供や意見を活用して、医療提供の質を高めている。
事務との連携に協力してはいるが、相手を尊重した対応をしておらず、時間がかかったり、内容に不備があることが多い。	事務との連携に協力しており、特に問題はない。	事務からの依頼等について迅速に対応しており、事務の負担が軽減されスムーズな連携をしている。	
診療所との連携を強めるような取り組みはほとんどしていない。	診療所との連携に適切な対応をしており、特に大きな問題はない。	自ら進んで診療所への経過報告や逆紹介を行っており、信頼が高まるような行動をしている。	進んで病診連携に取り組んでおり、紹介率も高い。
決められたルールや方針に従わないときもあるが、協力を求められれば応じている。	決められたルールや方針に沿って行動している。	決められたルールや方針に沿って行動するとともに、改善が必要なことは会議で提案している。	決められたルールや方針に従っていない医師に対して、従うように促している。
時刻を守ることもあれば時刻に遅れることもあるなど時間厳守にムラがある。	決められた時刻を厳守している。	常に決められた時刻の5分前には準備を整え、業務を始められる状態でいる。	外来開始時刻の前に病棟を回り、入院患者を確認してから時間に遅れずに外来開始をするなど、時間に余裕のある行動を行っている。
委員会や会議に自らの都合の範囲で出席している。また、会議中発言することは全くない。	委員会や会議に毎回出席しているが、発言がない。もしくは消極的な発言が多く、積極性を感じない。	前向き、積極的な意見や発言が多く、会議への参加意識に積極性が見られる。	会議や委員会で全体をまとめるような効果的な意見を出している。

図表3－3　医師人事評価制度における業績評価について

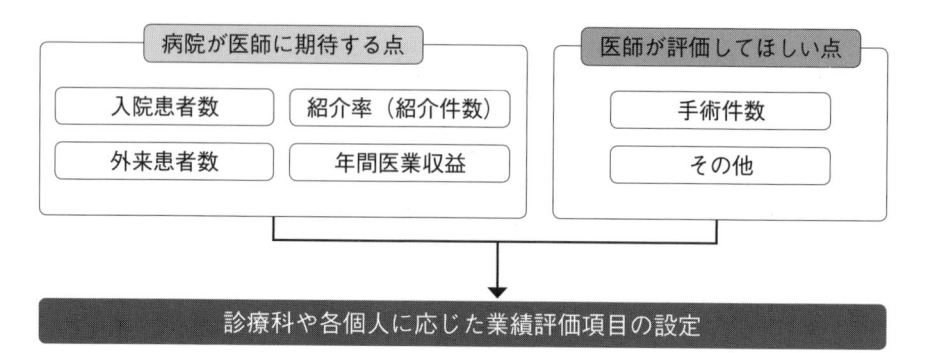

```
   病院が医師に期待する点              医師が評価してほしい点
  ┌─────────────┬──────────────┐   ┌──────────────┐
  │ 入院患者数  │ 紹介率（紹介件数）│   │   手術件数   │
  │ 外来患者数  │  年間医業収益    │   │    その他    │
  └─────────────┴──────────────┘   └──────────────┘
                          ↓
        診療科や各個人に応じた業績評価項目の設定
```

　業績評価では、診療科もしくは個人ごとに目標を設定し、その目標に対する達成率を評価します。業績評価項目は病院が医師に期待する項目と、医師が評価してほしい項目、力を入れている項目より決定します。
　目標は毎期各診療科の科長と話し合い、目標を設定し、院長が最終承認します。導入初期は昨年対比で目標を設定していましたが、最近は病院が期待する目標数値が固まりつつあり、実績と病院目標を勘案し、目標値を設定しています。

としての勉強途上、成長段階であることを考慮し、日常業務の結果（業績評価）より、日常の職務活動のプロセス（行動評価）に重点を置いて評価するようにしています。逆に職位が上がるほど、医師としての経験は豊富ですから、行動評価より業績評価に重点を置いた評価になっています（図表3－4）。

　具体的には、医師職位として最高位の院長、副院長では行動評価20％、業績評価80％、各診療科長クラスでは行動評価30％、業績評価70％、各診療部長クラスでは行動評価50％、業績評価50％、医員は行動評価70％、業績評価30％となっています（図表3－4）。

　少しわかりにくいかもしれませんので、実例を紹介します。

■行動評価の点数の算定
　行動評価12項目の合計点数が45点であったA診療部長の場合
　45÷60（行動評価満点での点数）×100×0.5（診療部長の行動評価の

図表3−4　行動評価と業績評価のウエイト

区分	行動評価	業績評価
院長、副院長	20%	80%
診療科長	30%	70%
診療部長	50%	50%
医員	70%	30%

ウエイト）＝37.5点

小数点以下は四捨五入のため、A医師の実際の行動評価点数は38点となります。

■業績評価の点数の算定

B医員の場合、B医員の所属する診療科において業績評価項目が5項目で各項目の点数に、具体的評価項目に対するウエイトを乗じて、業績評価の点数合計が56点でありました。

56÷5（所属する診療科の業績評価項目が5項目）÷5（5段階評価）×100×0.3（医員の業績評価のウエイト）＝67.2点

小数点以下は四捨五入のため、B医師の実際の業績評価点数は67点となります。

④特記事項評価

当院の人事評価制度では行動評価、業績評価の他に特記事項評価という項目を設けています。これは個々の医師が患者満足度、学会発表、投稿論文、地域貢献、各種の委員会活動など、評価に値する行動があった場合に院長が評価するものです（図表3−6）。

S…積極的に実行し成果を上げた：11〜20点、

A…何らかの成果を上げた：1〜10点、

図表3-5　業務評価　項目・ウエイト一覧表

※ウエイトは合計で100になるように設定するようにします。

内科

診療科	NO	具体的な評価項目	ウエイト	算出	範囲
共通	1	個人別入院患者数	30	昨年対比	個人
	2	個人別外来患者数	30	昨年対比	個人
	3	個人別売上	30	絶対	個人
	4	科別紹介率	10	昨年対比	科
	5				
内科	1				

消化器科

診療科	NO	具体的な評価項目	ウエイト	算出	範囲
共通	1	科別入院患者数	20	昨年対比	科
	2	科別外来患者数	20	昨年対比	科
	3	科別売上	20	絶対	科
	4	科別紹介件数	20	昨年対比	科
	5				
消化器科	1	内視鏡検査数	20	昨年対比	科

血液内科

診療科	NO	具体的な評価項目	ウエイト	算出	範囲
共通	1				
	2	非常勤の医師のみで外来のみであるため			
	3	評価せず			
	4				
	5				
血液内科	1				

呼吸器科

診療科	NO	具体的な評価項目	ウエイト	算出	範囲
共通	1	個人別売上	100	絶対	個人
	2				
	3				
	4				
	5				
呼吸器科	1				

循環器科

診療科	NO	具体的な評価項目	ウエイト	算出	範囲
共通	1				
	2	休診で評価不可能			
	3				
	4				
	5				
循環器科	1				

小児科

診療科	NO	具体的な評価項目	ウエイト	算出	範囲
共通	1				
	2	業績評価は実施しない			
	3	（行動評価と特記事項のみ）			
	4				
	5				
小児科	1				

外科

診療科	NO	具体的な評価項目	ウエイト	算出	範囲
共通	1	科別入院患者数	15	昨年対比	科
	2	科別外来患者数	10	昨年対比	科
	3	科別売上	20	絶対	科
	4	科別紹介率	10	昨年対比	科
	5				
外科	1	手術件数	30	昨年対比	科
	2	内視鏡手術件数	15	昨年対比	科

脳神経外科

診療科	NO	具体的な評価項目	ウエイト	算出	範囲
共通	1				
	2	評価を実施しない			
	3				
	4				
	5				
脳神経外科	1				

整形外科

診療科	NO	具体的な評価項目	ウエイト	算出	範囲
共通	1	科別入院患者数	20	昨年対比	科
	2	科別外来患者数	15	昨年対比	科
	3	科別売上	20	絶対	科
	4	科別紹介率	10	昨年対比	科
	5				
整形外科	1	科別手術件数	35	昨年対比	科

皮膚科

診療科	NO	具体的な評価項目	ウエイト	算出	範囲
共通	1	科別入院患者数	15	昨年対比	科
	2	科別外来患者数	30	昨年対比	科
	3	科別売上	15	昨年対比	科
	4	科別院外紹介件数	15	昨年対比	科
	5				
皮膚科	1	科別手術件数	25	昨年対比	科

第 3 章　松阪市民病院が行った人事評価制度

泌尿器科

診療科	NO	具体的な評価項目	ウエイト	算出	範囲
共通	1	科別入院患者数	15	昨年対比	科
	2	科別外来患者数	15	昨年対比	科
	3	科別売上	30	絶対	科
	4	科別紹介件数	10	昨年対比	科
	5				
泌尿器科	1	科別手術件数	30	昨年対比	科

産婦人科

診療科	NO	具体的な評価項目	ウエイト	算出	範囲
共通	1				
	2	非常勤の医師のみで外来のみであるため			
	3	評価せず			
	4				
	5				
産婦人科	1				

眼科

診療科	NO	具体的な評価項目	ウエイト	算出	範囲
共通	1	科別入院患者数	10	昨年対比	科
	2	科別外来患者数	25	昨年対比	科
	3	科別売上	20	昨年対比	科
	4	科別紹介率	20	昨年対比	科
	5				
眼科	1	科別手術件数	15	昨年対比	科
	2	白内障手術数	10	昨年対比	科

耳鼻咽喉科

診療科	NO	具体的な評価項目	ウエイト	算出	範囲
共通	1	個人別入院患者数	10	絶対	個人
	2	個人別外来患者数	35	絶対	個人
	3	個人別売上	25	絶対	個人
	4	科別紹介率	20	絶対	科
	5				
耳鼻咽喉科	1	個人別手術件数	10	絶対	個人

放射線科

診療科	NO	具体的な評価項目	ウエイト	算出	範囲
共通	1				
	2				
	3				
	4				
	5				
放射線科	1	個人読影件数	50	絶対	個人
	2	治療件数	50	昨年対比	個人

麻酔科

診療科	NO	具体的な評価項目	ウエイト	算出	範囲
共通	1				
	2				
	3				
	4				
	5				
麻酔科	1	オペ室滞在時間	50	絶対	科
	2	全身麻酔実施件数	50	絶対	科

歯科口腔外科

診療科	NO	具体的な評価項目	ウエイト	算出	範囲
共通	1	科別入院患者数	10	昨年対比	科
	2	科別外来患者数	30	昨年対比	科
	3	科別売上	20	昨年対比	科
	4	科紹介率	10	昨年対比	科
	5				
歯科口腔外科	1	科別手術件数	10	昨年対比	科
	2	保険外診療収入	20	昨年対比	科

神経内科

診療科	NO	具体的な評価項目	ウエイト	算出	範囲
共通	1				
	2				
	3	非常勤の医師のみで外来のみであるため			
	4	評価せず			
	5				
神経内科	1				

リハビリテーション科

診療科	NO	具体的な評価項目	ウエイト	算出	範囲
共通	1				
	2				
	3	整形外科と同一内容			
	4				
	5				
リハビリテーション科	1				
	2				

緩和ケア

診療科	NO	具体的な評価項目	ウエイト	算出	範囲
共通	1				
	2				
	3	業績評価は実施しない			
	4	（行動評価と特記事項のみ）			
	5				
緩和ケア	1				
	2				

病理科

診療科	NO	具体的な評価項目	ウエイト	算出	範囲
共通	1				
	2				
	3				
	4	評価を実施しない			
	5				
病理科	1				
	2				

B…特記事項なし：0点

以上のような評価で、行動評価、業績評価の点数に加えています。

（7）医師人事評価制度による勤勉手当の金額の分布

　前述のように算定した行動評価、業績評価、特記事項評価の点数を合計した点数に4,000円を乗じた金額を「勤勉手当」として、6月、12月のボーナス支給日にボーナスとは別に、院長より現金で支給しています（図表3－7、参考3－3）。

　図表3－8は平成20年12月の医師人事評価制度による勤勉手当の分布を示したものです。半期で23～84万円、総支給金額は1,392万円でした。病院の経営状況が改善し、年間医業収益も大幅に増額となったため、平成25年6月の場合の勤勉手当は半期で26～96万円、総支給金額は1,936万円に増えています（図表3－8、3－9）。見ていただくと明らかなように、同じ年代でも支給額には大きな差があります。40歳代でも約80万円が支給されている医師もおり、医師のモチベーション向上に大きく寄与しています。

（8）制度構築がスムーズに進んだ3つの理由

　当院は地方公営企業法の一部適用である病院にもかかわらず、いろいろと困難な点を克服し、医師人事評価制度の構築は比較的スムーズに進みました。その理由を考えると、以下のようなことが挙げられます。

①松阪市が理解してくれたから

　「松阪市民病院あり方検討委員会」の提言の中にも医師人事評価制度導入の必要性が盛り込まれていましたが、松阪市行政側、議会側ともに医師人事評価制度に対する理解が得られ、全面的に支援していただいたことが、この制度がスムーズに進んだ大きな要因だと思います。これから人事評価制度の導入を予定している病院は、行政側、議会側に「人事評価制度の導入が、なぜ必要なのか」を、院長、事務長があきらめることなく根気よく

第3章　松阪市民病院が行った人事評価制度

説明することが必要です。そのためにも、まずは病院側が人事評価制度導入の必要性を十分に認識することが重要だと思います。

②原資を確保できたから

医師に対する人事評価制度の結果、勤勉手当として毎期、安定的に原資の確保をすることが行政側、議会側の理解により協力を得られています。しかしながら、経常収支の黒字化を維持していかなければ、満額の支給は

図表3-6　特記事項

特記事項は本人の申請や実績、貢献度等を踏まえて、院長が評価します。

評価段階（加点）		
B（0点）	A（＋1～10点）	S（＋11～20点）
特に、特記事項はなかった	下記のような項目を積極的に実行した	下記のような項目を積極的に実行し成果を上げた

※具体的項目：患者満足、業績貢献、学会発表、論文、地域貢献、委員会活動など

評価段階（減点）		
D（－20～－11点）	C（－10～－1点）	B（0点）
下記のような事象が複数回あった	下記のような事象があった	特に、特記事項はなかった

※具体的項目：患者や職員からのクレーム、度重なる注意、職務怠慢など

図表3-7　医師役職別、獲得点数別の年間支給金額

役職	S	A	B＋	B	B－	C	D
院長、副院長	490	410	330	250	160	70	0
	1,960,000	1,640,000	1,320,000	1,000,000	640,000	280,000	0
診療科長	410	340	270	200	130	60	0
	1,640,000	1,360,000	1,080,000	800,000	520,000	240,000	0
診療部長	360	300	240	180	120	60	0
	1,440,000	1,200,000	960,000	720,000	480,000	240,000	0
医員	300	250	200	150	100	50	0
	1,200,000	1,000,000	800,000	600,000	400,000	200,000	0

上段：行動評価、業績評価、特記事項評価の合計点数
下段：合計点数 x 4000 で算出した年間支給金額（平成20年度）

保障されないことを医師も暗黙のうちに理解しています。そのためだけではないと思いますが、当院の入院・外来収益は毎年上昇し続け、恐らく平成25年度は、過去最高の入院・外来収益が期待されています。

③第三者機関に協力してもらったから

どの自治体立病院においても、医師人事評価制度の導入は、初めてのこ

図表3−8　医師人事評価制度による「勤勉手当」支給金額（平成20年12月）

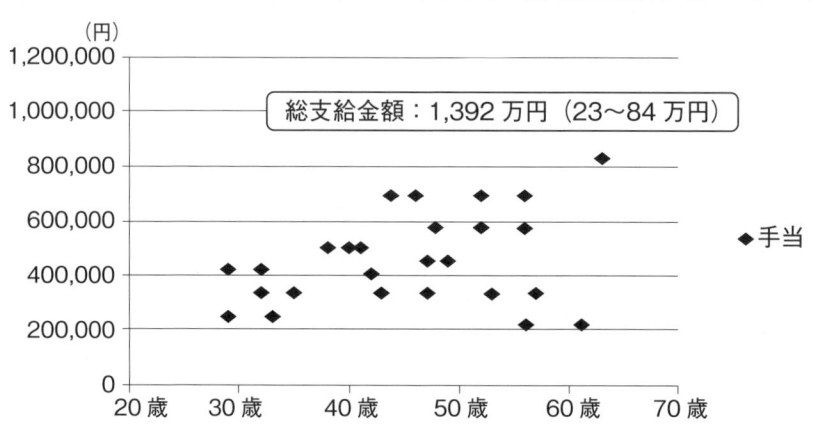

総支給金額：1,392万円（23〜84万円）

図表3−9　医師人事評価制度による「勤勉手当」支給金額（平成25年6月）

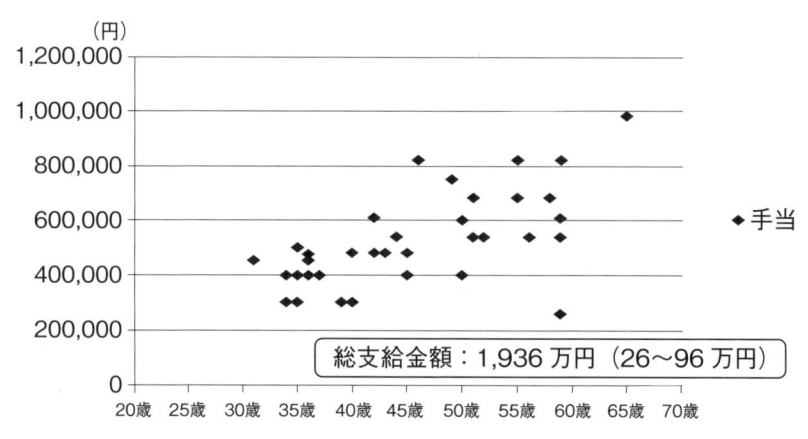

総支給金額：1,936万円（26〜96万円）

とであり、やはり人事評価制度構築に経験豊富な第三者機関の協力を得ることが必要と思います。第三者機関を活用するメリットとしては、プロジェクトの管理・調整、院内外の資料の収集と整理、基本の制度案の作成、院内関係部署への周知の実施など、自治体立病院の職員だけでは到底できないようないろいろな仕事を効率よく、進めてもらえるということです。

　人事評価制度は、単に先行する病院と同じものをまねしただけでは成功しないことが多く、それぞれの病院独自の制度を構築する必要があります。医師に対するヒアリングの際の意見の取り上げ方にしても、評価制度の項目の作成にしても、経験豊富な第三者機関にノウハウを提供してもらいながら進めるほうが効率的でしょう。当院では平成18年4月の人事評価制度構築の段階から今日まで、日本経営戦略人事コンサルティング社の協力を得ています。

（9）制度がスムーズに定着した5つの理由

　当院で初めて医師人事評価制度を導入して6年が経過しました。地方公営企業法一部適用の当院において、大きな問題もなくこの制度が定着しています。先の項目では制度の構築がスムーズにいった理由について述べてみましたが、ここでは制度がスムーズに定着した理由について考えてみたいと思います。

①プラス評価のみの実施だから

　「医師人事評価制度の5つの特徴」のところでも紹介したように、松阪市民病院の人事評価制度はマイナス評価がなくプラス評価です。当院に在籍している常勤医師・歯科医師であれば、もれなく勤勉手当として一定の金額が支給されるため、医師にとっても給与削減の不安がなかった、ということが、大きく影響していると思います。

②病院の経営状況が改善したから

　DPC/PDPSを導入し、医師をはじめ、看護師、薬剤師など全職員の意

識改革が進み、病院職員の行動が大きく変わりました。これまでは、医師からの指示がないと行動に移せないという受動的な対応でしたが、DPC/PDPSの導入後は、チーム医療を重要視し、各自が考えて行動する能動的対応へと変わってきました。そのおかげで、医師不足にもかかわらず病院の経営状況が大幅に改善し、5年連続で経常収支の黒字化を達成できています。これは「崖っぷち自治体病院の復活」として、いろいろな雑誌、講演会でも取り上げられました。当院の医師人事評価制度は、これまで一般企業でよく見かける「人事評価」＝「給与費削減」という誤解を招くことなく導入できたからこそ職員に受け入れられ、経営改善にもつながり、うまく定着したのだと思います。

③絶えず制度を見直しているから

　人事評価制度は一度作ったら終わりではありません。松阪市民病院では、病院内の人事評価制度検討委員会と外部の日本経営戦略人事コンサルティング社のスタッフが毎期、人事評価制度の内容を検討し、細かい点をその都度修正しながら実施しております。当院の「医師人事評価制度ガイドブック」も、少しずつ改定し、平成24年12月には第7版となりました。

④医師の満足度が高いから

　平成20年12月に初めての医師人事評価制度が導入されて以来、これまで11回実施してきました。当初、事務部を通じて「人事評価に関して不平・不満があれば言ってほしい」ということも医師たちに伝えてありましたが、現実にはこれまでのところ、個々の医師からの不満は一切聞かれません。支給された勤勉手当の金額に対する問い合わせもなく、高い満足度が得られているものと感じています。このことは当院の医師人事評価制度が適切に運用されていることを裏付けるものでしょう。やはり医師から不平、不満があるような人事評価制度であれば、どこかに問題がある可能性があり、検証する必要があるものと考えています。

⑤その他の医療職職員にも説明したから

　当院では医師から人事評価制度を導入しましたが、「医師だけを特別に扱っている」という誤解は避けなければなりません。そのため、医師以外の医療職についても順次人事評価制度を導入していく予定であることを院長に明言してもらいました。職員組合からの反対もなく、全職員から理解が得られたのは、院長からの言葉があったからこそだと思います。すなわち、頑張ればいつの日か自分たちも人事評価制度の対象となると思えば、自ずとモチベーションは上がります。

　巻末に資料として「松阪市民病院における医師人事評価における勤勉手当の支給に関する規則」を掲載しました。ぜひ参考にしてください（資料1）。

2 看護師人事評価制度について

（1）医師に続いて看護師に導入

　医師人事評価制度の導入により、各医師のモチベーションも向上し、病院の経営状況も DPC/PDPS 導入を契機に、全職員の意識改革とチーム医療によって大きく変貌していきました。人事評価制度の導入は、医師にとってのみならず、病院にとっても、患者・家族にとっても良好な結果をもたらしてくれました。

　しかし、看護師の中にも勉強し、努力する人とそうでない人がいて、単に年齢と国家資格取得からの年数だけで給与が決定されることに不満を持つ人が少なからず存在していました。そこで、医師の人事評価制度導入から2年後の平成22年度より、看護師人事評価制度の導入が行政側、議会側の理解も得られ実現しました。

（2）看護師人事評価制度の目的とは？

　平成18年度の診療報酬制度改定において、「7：1入院基本料」が新設されました。周知のとおり、1日24時間の換算で患者7人に対し看護師1人という手厚い看護配置を評価した点数です。患者にとっては看護師が多く配置されることにより、従来よりも質の高い看護が受けられるというメリットがあります。一方、病院にとっては、高い診療報酬点数が設定されているため、入院医業収益の増大が見込め、看護師の争奪戦が全国で繰り広げられることになりました。特に、都市部の大病院が看護師獲得に懸命になり、地方の特に公立病院の看護師が都市部の病院に転職するケースが相次ぎ、地方では看護師の確保が非常に困難になったのです。医師の場合と同様に現場に残された看護師の負担が増す状況となってしまいました。このように看護師を取り巻く環境も、医師の場合と同様に厳しくなってきています。

　さらに医療の進歩、DPC/PDPS 導入に伴い看護師の労働は質的にも、

量的にも大きく変化しました。当院で看護師にも人事評価制度を導入することを決めたのは、このような医療環境の変化に鑑み、医師の場合と同様に、看護師の頑張りや病院の方針に対する貢献度を正しく評価する仕組みを設けたいと考えたからです。看護師人事評価制度の目的は、看護師の人材育成を通じて、医療の質を向上させるということです。そして看護師人事評価の結果に基づき、医師の場合と同様に「勤勉手当」として支給し、病院の方針・ビジョンに対する貢献に対して報いたいという狙いがありました。

（3）看護師人事評価制度導入が全国に報じられた！

これまで看護師人事評価制度を導入しているのは、ほとんどが民間病院でした。公立病院で看護師人事評価制度を導入している病院は少なく（松阪市民病院は、特に後に述べるような人事評価制度の結果に基づき「勤勉手当」を支給している初めての公立病院と思われます）、たとえ、人事評

参考3－4

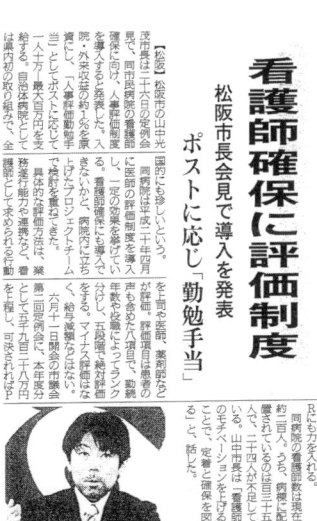

▲2010.5.27 伊勢新聞

参考3-5

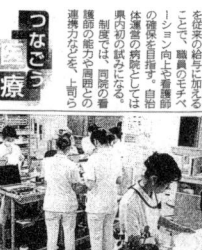

松阪市民病院
看護師に人事評価制度
意欲向上、人材確保で
県内初 本年度導入

看護体制の充実を目指す松阪市民病院は本年度から、看護師の人事評価制度を導入する。評価に応じた報酬を従業員の給与に加えることで、職員のモチベーション向上、人材確保などの試みとなる。自治体運営の病院では県内初。

同院では、看護師一人に配置する「看護師対入院患者七人」の体制「7対1看護体制」の実現に向け、阪市では六月の市議会で制度導入へ向け、定例会に条例の改正案を補正予算を提案する。

評価は、十二月に五段階の評価で、ポストに応じた一人当たり手当として支給する。手当の総額は約六千万円になる。一人の年収の1％にあたるという。

同院では、入院患者七人に対し看護師一人を配置するが、[2010]年四月現在までに看護師の人数を現在の二百人から二百四十人に増やす。

「単純に給与を上げて看護師の待遇を改善するだけではなく、評価制度によって一人一人の質も向上させたい」と、山中光茂市長は語る。

十五人に増やそうと計画。一方で、二年前から医師の評価制度を導入し、利用者数が増加するなど成果を挙げている。

（石原宗）

▲2010.5.28 中日新聞

参考3-6

松阪市民病院
看護師に人事評価導入
「勤勉手当」最大100万円
収益の1％原資

松阪市は、市民病院の看護師の待遇改善策として、人事評価制度を導入し、入院・外来収益の約1％を原資に「人事評価勤勉手当」として、1人最大10万円から100万円を支給する。同院によると、公立病院が収益に応じて、処遇改善策として手当を出すのは全国的にも珍しいという。

市民病院の看護師は上司が評価し、役職者は医師や薬剤師などが評価する。評価項目は個人の能力や組織内の連携、業務遂行能力や患者の声を含めた8項目で、勤続3年未満の看護師から看護部長まで6段階、それぞれを5段階で絶対評価する。マイナスの評価はなく、給与などが減額されることはないという。

10年度は4月から10カ月が対象で、09年度の入院と外来収益の約59億円（見込み）の約1％に当たる約9028万円を計上。12月に支給する。市民病院の今春から看護師1人含めた8項目で、勤続数は4年ぶりに増え、必要数の229人中、採用から200人で、人事評価に加え、拒否感につながらず、受け持つ患者数も10人から1人に減らし、負担を軽減する。

看護部長は「人事評価制度の確立につなげていきたい。評価に直結するとして、病院側も歓迎している」と述べている。

同院は昨年11月、看護師確保の検討を始め、今月初めには看護師の特遇改善策として「看護師確保プロジェクト」を結成し、導入を検討してきた。山中光茂市長は「人事評価に加え、今春から看護師1人が受け持つ患者数も10人から1人に減らし、負担軽減して、看護の質が充実し、患者に対するケアが充実し、収益が上がれば看護師確保への支給金額が増し、大きな効果が出る」と述べている。

【橋本明】

▲2010.5.28 毎日新聞

価制度が導入されている病院でも概念的であり、名前だけの人事評価制度で終わり、結果が現実的に現場へ反映されていない病院が多いように思います。

　松阪市民病院において、平成22年度より看護師人事評価制度が導入されると、新聞、テレビで全国に大きく報道されました（参考3－4、3－5、3－6）。これまで当院に関する新聞記事といえば、経営状況の悪化や赤字の問題、公設公営では存続困難、といった暗い話題ばかりでした。看護師人事評価制度の記事は、看護部のみならず、全職員のモチベーションを向上させ、病院に明るい話題をもたらしてくれました。なおかつ新聞で報道されるや、いろいろな病院からも問い合わせがあり、反響の大きさに驚き、間接的には後に述べますように、看護師の新規採用や離職防止にも良い影響を及ぼしているものと思います。

（4）看護師人事評価制度が順調に実施できた4つの理由

　看護師人事評価制度も、医師の人事評価制度と同様に、スムーズに定着しています。なぜ、順調に実施できたかを分析してみると、以下のような理由が挙げられます。

①病院の経営状況の好転

　医師がこれまでの最少の人数となった33人でDPC/PDPSを導入し、病院経営が大きく改善したことはすでに述べました。この際、病院で最大多数を占めている看護部門がDPC/PDPSと診療報酬制度をよく理解し、これまでのように、医師の指示を待つのではなく、自分たちで考えて能動的に行動するように変わってくれたことも、とても大きな要因でした。医師のみならず、薬剤師、管理栄養士、リハビリテーション療法士とのチーム医療のキーパーソンとなり、病院経営状態の好転に大きく寄与してくれたのです。

②医師人事評価制度導入の成功

　医師人事評価制度を導入した際は、病院として初めての試みでしたが、看護師人事評価制度のときにはすでに経験があったということが大きかったと思います。医師人事評価制度の際のプロジェクト委員会での議論が大いに参考になりました。医師人事評価制度導入後、医師からの不満もないことから、制度が順調に稼働していると考え、看護師人事評価制度においても根底は医師の場合と共通の仕組みとなっています。

③院長の人事評価制度に対する考え方

　医師人事評価制度導入の際、院長から「看護師、その他の医療職に対しても順次、人事評価制度を導入する」と明言し、職員組合にもすでに理解してもらっていました。
　さらに看護師の新規採用が厳しい中、看護部長以下、現場の看護師の努力により、平成22年5月より急性期病院として念願であった「7：1入院基本料」を取得しました。こうした看護部の病院に対する貢献を院長も高く評価し、看護師人事評価制度導入に大きく影響があったものと思います。

④外部からの支援

　医師人事評価制度の場合と同様に、日本経営戦略人事コンサルティング社のご支援を受け、医師人事評価制度導入の経験を生かし、看護師人事評価制度導入の必要性の説明、評価者のトレーニングなどで協力を仰ぎました。いくら医師人事評価制度導入の経験があるとはいえ、公立病院の職員だけではいくら時間をかけたとしても、効率の良い看護師人事評価制度を構築することには限界があります。やはり経験豊富な外部の力を借りることが、成功の秘訣だと思います。

（5）看護師人事評価制度の基本的な考え方

　看護師人事評価制度の結果は、医師の場合と同様に12月のボーナス支給日に、別途、勤勉手当として支給しています。医師の場合と異なるのは、

評価も支給も年1回ということです。支給金額は医師の場合と同様、全看護師一律ではなく、それぞれの看護師の能力、役職、責任、行動の結果により差をつけるようにしています。

人が成長していくにはチャレンジ精神が必要です。「現場の看護師が失敗を恐れ（良い結果が出ない）、難しいことに挑戦しない」より、「失敗を恐れず（たとえ、今回は良い結果が出なくても）、難しいことに挑戦する」という能動的な姿勢が病院の活力となり、前に向かって進んでいくという環境作りが大切なのです。

松阪市民病院における看護師人事評価制度に関する基本的な考え方は以下のとおりです。

①看護師人事評価制度の対象

人事評価制度の対象者は、評価対象時期に在籍している看護職員（正規職員）です。評価対象期間中の入職、長期欠勤（公傷を含む）・休職など、対象期間中の勤務期間が4カ月に満たない職員は除外しています。すなわち、正規職員として勤務している看護師は人事評価制度の対象となり、病院の方針・ビジョンに対する貢献度が評価され、最終的に勤勉手当として、各人に相応の支給金額を支給しています。

②看護師の適切な評価

厳しい医療環境の中、医師不足にもかかわらずチーム医療の要として、病院の方針に対して貢献している看護師を正しく評価したい、そして、その貢献の度合いに対して勤勉手当という報酬で報いたいというのが、そもそもの考えです。

また、適切な評価を行うことが、看護師の離職率を可能な限り低いものとし、看護師の定着化につながるという期待もあります。さらに、人事評価制度を活用した人材育成も期待しており、ひいては医療の質の向上、患者・家族の満足度向上にもつながると考えています。

看護師のモチベーションを上げること、当院への定着化を図ることが狙いですから、看護師人事評価制度においても、医師人事評価制度と同様にプラス評価のみで、マイナス評価はありません。そのことも大きな特徴です。

③医療の質の向上
　DPC/PDPSと診療報酬制度を十分に理解し、われわれが提唱している「落ち穂拾い作戦（診療報酬制度で算定可能な点数を漏れなく算定しようとする作戦）」を徹底することが医療の質のみならず、経営の質にも大きく影響を及ぼします。経営の質が良くなれば患者・家族に対して、より良質な医療を提供することが可能となります。一般的に、病院の場合、医師の数が収益を決める大きな要因と考えられがちです。しかし、医師の人数が少なくても病院における最大勢力である看護師が、自分たちで考えて行動するようになれば、大きな力になります。意識改革とチーム医療の要として、能動的に活躍してくれる看護師を適切に評価するのが当院の看護師人事評価制度です。

④年間の入院・外来収益の1％を原資に！
　民間病院において人事評価制度を導入している病院はありますが、そのための特別な原資を確保している病院は皆無といってもいい状況でしょう。当院では医師の場合と同様に、看護師が不足している状況を行政側、議会側に理解していただき、看護師人事評価制度の導入を決定し、そのための原資として、年間の入院・外来収益の1.0％を認めてもらいました。
　これまで自治体立病院では人事評価制度の重要性、必要性を理解していても、導入することは制度的に不可能と思い込み、実施に至っていないところが大部分です。しかし、当院のような地方公営企業法一部適用の病院であっても、院長の熱意と、事務部の行政側、議会側への説明によって、医師のみならず看護師にも人事評価制度を導入することが可能だということを、十分に認識する必要があると思います。挑戦する気があれば道は開

けるものです。

（6）看護師人事評価制度の評価方法

　医師の人事評価制度は行動評価と業績評価と特記事項評価という3つの評価で構成されていますが、看護師の場合には各自の業績評価を導入することには問題があります。そのため、行動評価と特記事項評価の2つから構成されています。

①行動評価

　看護師に対する「行動評価」とは、「評価対象となる看護師の職務行動を評価する」方法であり、最高もしくは最低と考えられる行動を段階的に表記した評価基準を設定して、評価するものです。

　評価を受ける看護師の納得を得るために、一方向からの偏った評価にならないように、医師における人事評価制度と同様に、「同僚からの評価」、「他の職種からの評価」といった複数の角度からの評価、いわゆる「多面評価」を採用しました。（図表3－10）。すなわち、役職者以上は看護部の他部署の上司、または同僚、業務上、関係の深い医師、他に薬剤部長、リハビリテーション部門長、事務部長の5名による多面評価を実施しています。一方、役職者以外の一般職看護師においては看護部の上司のみで評価しています。

　看護師人事評価を実施する際には看護師の勤続年数と該当役職によりランクⅠからランクⅥの6段階に分類し（図表3－11）、ランクⅠからランクⅢまでの「一般看護師」とランクⅣからⅥまでの「役職看護師」では評価項目数としては8項目で同じですが、評価方法・内容は変えています（図表3－12、3－13）。これはランクにより役割や責任が異なるからです。

　具体的な評価項目は、「個人としての行動」、「組織としての行動」、「対人対応としての行動」、「業務遂行の行動」について、それぞれ2項目ずつで、全8項目です。それぞれの項目に対しS（5点）、A（4点）、B（3点）、C（1点）、D（0点）の5段階で絶対評価を行っています。

図表3－10　看護師人事評価制度全体像

分類		該当役職	評価体系	評価方法	
クラス	ランク			1次評価	2次評価
役職者クラス	ランクⅥ	看護部長 副看護部長 訪問看護ステーション管理者	行動評価 役職者項目：8項目	多面評価	上司評価
役職者クラス	ランクⅤ	看護師長	行動評価 役職者項目：8項目	多面評価	上司評価
役職者クラス	ランクⅣ	主任 副主任	行動評価 役職者項目：8項目	多面評価	上司評価
一般職クラス	ランクⅢ	指導者	行動評価 一般職項目：8項目	上司評価	上司評価
一般職クラス	ランクⅡ	中堅職員 （勤続3年以上）	行動評価 一般職項目：8項目	上司評価	上司評価
一般職クラス	ランクⅠ	新入職員 （勤続3年未満）	行動評価 一般職項目：8項目	上司評価	上司評価

図表3－11　看護師人事評価組織表

ランク	被評価者	1次評価者	2次評価者	最終承認
ランクⅥ	—	—	—	—
ランクⅤ	部署長	看護部長 事務部長 担当医師	院長	院長
ランクⅣ	主任	部署長（上司） 看護部長 担当医師 事務部長	部署長	院長
ランクⅢ	一般職 （スペシャリスト）（※）	主任	部署長	院長
ランクⅡ	一般職 （勤続3年以上）	主任	部署長	院長
ランクⅠ	一般職 （勤続3年未満）	主任	部署長	院長

（※）：73P参照

②特記事項評価

　特記事項評価は、医師の人事評価制度の場合と同様に、本人の申請や実績、貢献度等を踏まえて、二次評価者である看護部長が評価します。この場合、加点の評価と減点の評価があります。具体的には、患者からの満足度、学会発表、論文、地域貢献、各種の委員会活動等について、S（10点）、A（5点）、で加点評価し、患者、職員からのクレーム、度重なる注意、職務怠慢等についてB（0点）、C（－5点）、D（－10点）で減点評価しています（図表3－14）。

　このような看護師人事評価制度の影響だけではないと思いますが、最近では全国自治体病院学会での発表演題数が大きく増加しました。平成25年に京都で開催された第52回全国自治体病院学会では、当院から12題が発表されました。愛知、岐阜、三重の東海3県で比べてみますと、愛知県瀬戸市の公立陶生病院に次いで2番目に多い演題数でした（図表3－15）。

　ちなみに、この学会は病院に所属する各部署から発表が可能であり、職員数の多い病院の発表が多いのは当然でしょう。そこで、発表演題数を職員数で除して係数を作成したところ、当院が東海3県でトップとなっており（図表3－16）、職員の間では大いに盛り上がりました。このようにデータの見せ方を少し変えることで、職員のモチベーションの向上につながります。こうした、ちょっとした工夫も、実は大切なポイントです。

（7）看護師人事評価制度による勤勉手当の金額の分布

　行動評価、特記事項評価の総ポイントを集計し、そのポイント数に1,000円を乗じた金額が、年間の「勤勉手当」として支給金額が決定されます。現在、休職中の看護師以外、すべての看護職員にいくらかの金額の「勤勉手当」が12月のボーナス支給日に、別途、支給されています。支給方法は、医師の場合と同様に、主任以上の役職看護師には院長が現金で手渡ししています（参考3－7）。

図表3-12　行動評価（看護師：一般職）

		一般職	それに満たない	最低限必要な仕事を上司の指導の下で遂行することができる	最低限必要な仕事を一人で遂行することができる
		Ⅲ		D	C
		Ⅱ	D	C	B
		Ⅰ	C	B	A
個人	1	自立心	右レベルに満たない	業務を遂行するに当たり、社会人として理解できる範囲で自分の責任を認識し、上司から指示された内容を実行している。	業務を遂行するに当たり、社会人として自分の責任を認識し、上司から指示された内容を実行している。
個人	2	学習心	右レベルに満たない	業務上、最低限自分が必要な知識習得を上司から促されれば取り掛かっている。しかし受動的でありその結果が生かされていない。	業務上、自分が必要な知識習得のために、わからないこと、注意を受けたことを復習し、新たな知識や技術の習得に取り組んでいる。
組織	3	素直さ	右レベルに満たない	上司から注意、アドバイスを受けた際に、その内容についておおむね取り組んでいる。	上司からの注意、アドバイスを受けた際に、苦手な事象や困難な事象に対しても反発せず、とにかく取り組んでいる。
組織	4	報・連・相の徹底	右レベルに満たない	報告すべき内容が何であるかを理解しており、上司から求められれば正確に報告している。	報告すべき内容を理解しており、求められなくても決められたこと以外のことも報告している。
対人対応	5	思いやり	右レベルに満たない	自分が気づいた範囲で、他者の気持ちを推し測り、親身な態度で接している。自分から注意や関心を向けるというほどまでは至らない。	上司の指導のもとで他者の状態に注意し、相手の立場に立って気持ちを推し量り、親身な態度で接している。
対人対応	6	気配り・心配り	右レベルに満たない	指示・命令があれば、自分の業務範囲内において、他者の業務や行動に気を配っている。	周りに気を配りながら自分の仕事を進めている。
業務遂行	7	追及心	右レベルに満たない	問題や課題について掘り下げるには上司のサポートが必要。	問題や課題を整理し、自分で掘り下げている。
業務遂行	8	チャレンジ性	右レベルに満たない	上司から催促されれば、新しいテーマや困難と思えることにも取り組める。	自分の得意な分野については新しいテーマや困難と思えることについても、積極的に取り組んでいる。

第３章　松阪市民病院が行った人事評価制度

必要とされる日常一般業務全体を求められるレベルで遂行することができる B A S	主任クラス（日常一般業務において他者の見本となっている） A S	定義・着眼点
業務を遂行するに当たり、社会人として自分の責任を認識し、しばしば他者からの助けを必要としながらも自分の業務と責任を認識し行動している。	常に自分の役割と責任を認識し、他者に依存せず社会人として考えをもって行動している。またその行動は他者の見本となっている。	定義：他者に依存せず、自立した一人の社会人として行動しているか 着眼点：責任・思考の依存、意識・知識・思考の自立
業務上、自分が必要な知識習得のために、わからないこと、注意を受けたことを復習し、新たな知識や技術の習得に取り組んでいる。そこで得た知識や技術を実際の業務に活用している。	業務上、自分が必要な知識を認識し習得するための行動をすると同時に、学習した内容について部下にフィードバックを行っている。	定義：業務上必要とされている知識を習得し続けているか 着眼点：能力スキルアップの関心度、実際の発揮度、努力過程
上司からの注意、アドバイスを受けた際に、言われた内容をそのまま実行している。自分からより深く理解しようとする姿勢は乏しい。	上司から注意、アドバイスを受けた際にそのまま実行するだけでなく、自分から上司にアドバイスを求めている。	定義：他人の意見や注意に反発せず、相手を受け入れる 着眼点：意見を受けたあとの行動、思考、態度、応対
報告すべき内容を理解しており、上司に漏れなく正確に早く伝えるための工夫としてツールやタイミング、回数を考えて報告している。	報告すべき内容を理解しており、上司に漏れなく正確に早く情報を伝えるための工夫をしつつ、上司に進言している。	定義：上司・関係者への報告・連絡・相談を十分に行っているか 着眼点：報・連・相の回数、時間、内容（質、量）
他者の状態を把握し、誰に対しても相手の立場に立って気持ちを推し量り、親身な態度で接するとともに具体的な解決案を提示している。	部下が何を求めているか、望んでいるかを認識し、それに応じて共感し、親身な態度で接している。それによって部下の気持ちや行動にプラスの変化が起きている。	定義：相手の気持ちを認識し、その意を汲んだ行動がとれる 着眼点：相手に対する関心度、注意力、実際の行動、行動過程
周りに気を配りながら、必要に応じて他者の業務や役割をサポートしている。	部門全体に気を配りながら、必要に応じて個別に業務や役割をサポートしている。	定義：手落ちがないように工夫しているか、また他者の気持ちを考えているか 着眼点：相手に対する関心度、実際の行動、行動過程
問題や課題を整理し、本で調べたり、上司にアドバイスを求めるなどありとあらゆる手段を活用して掘り下げている。	難易度の高い問題や課題に対しても本で調べたり、上司にアドバイスを求めるなどありとあらゆる手段を活用して掘り下げている。	定義：疑問や課題に対し、自分が納得いくまで徹底的に調べつくしているか 着眼点：疑問に対して放置していないか、どのように応対しているか
催促されれば得意・不得意に関わらず困難な課題に対しても、積極的に取り組んでいる。	自発的に自ら課題を設定し、新しいテーマや困難と思えることについて取り組んでいる。	定義：困難に思える事柄でも挑戦する意欲を持っているか 着眼点：困難に思える仕事に対してどのように挑戦しているか

図表3-13　行動評価（看護師：役職者）

		役職者	一般職として適切ではあるが、役職者として適切でないときがある	日常一般業務において、他者の見本となっている	部門長としての役割を果たしている
		Ⅵ		D	C
		Ⅴ	D	C	B
		Ⅳ	C	B	A
個人	1	即効力	指示された内容を、すぐ実践することの重要性について認識しているが、スピードある行動とまではいかない。	指示された内容を、すぐに実践することの重要性を認識し、工夫をするなど、スピードある行動に努力している。	指示された内容を、すぐに実践することの重要性や必要性について部内に徹底させる取組等を上司に進言するとともに、自らも実行している。
個人	2	突破力	失敗したときに、上司からの助言があっても業務に前向きに取り組めないときがある。	失敗しても、くじけず前向きに業務に取り組み、やり抜いている。その姿勢と意見は部下の見本となっている（部下への指導力は弱い）。	部下に対して、失敗をしてもくじけずに業務をやり抜くことの大切さを伝えており、自分もその模範となって実行している。
組織	3	リーダーシップ	リーダーシップが全く発揮されておらず、受け身的に仕事をしている。	役割を与えられれば、そのことについては率先して取り組んでいる。自分の得意分野や、経験があることについては自分から率先して行動している。	役割を自覚し、自分の不得意分野や経験がないことについても自発的に学習し、他者の支援を得るなど工夫しながら仕事を進めている。
組織	4	参画意識	上司や先輩等から促されても、会議で発言したり、自分の担当職務を越えた取り組みをすることがない。	上司や先輩等から促されれば、一応会議で発言したり、自分の担当職務を越えたことなどにも取り組んでいるが、受動的である。	会議では自ら発言し、また自分の職務の範囲外のことでも、必要に応じて自ら取り組んでいる。
対人対応	5	人間関係形成力	円満な人間関係を築くために自ら声掛けを行うなど、コミュニケーションを取ることが十分ではない。	部下の職員に対して十分なコミュニケーションを取っており、円満な人間関係を築いている。	部下、上司問わず円満な人間関係を築いているとともに、さらなる関係の向上のために工夫、改善を行っている。
対人対応	6	役割演出力	与えられた自分の役割を認識しているが、その役割に徹しきれていない。	与えられた自分の役割を認識しており、役割に徹するとともに、状況に応じて自分の役割を変化させつつ対応している。	与えられた自分の役割だけでなく、他者の役割もわかる範囲で認識した上で、状況に対する配慮を怠らず必要に応じて自分の役割を変化させつつ対応している。
業務遂行	7	柔軟性	先入観にとらわれ、さまざまな考えや意見を受け入れたり、理解しようとしない。	常に先入観にとらわれず、さまざまな考えや意見を理解していると同時に、さまざまな意見を認識するための知識習得をしている。	先入観にとらわれず、考え方を柔軟に変えるとともに、出てきた意見に対して理論的に整理し自分の意見を出している。
業務遂行	8	整理力	複雑に絡み合う問題に対し、上司のアドバイスを仰ぎながら体系的に整理している。	複雑に絡み合う問題に対し、自ら、体系的に整理しようとしているが、十分に整理しきれていない。	複雑に絡み合う問題に対し、体系的に整理するとともに、その整理された内容を自分の考えとして持ちつつ、発言している。

第3章　松阪市民病院が行った人事評価制度

部長職としての役割・責任を果たしている B A S	組織の経営者層の一員としての役割を果たしている A S	定義・着眼点
職員の即効力を上げることによる院内に与える影響を認識し、その必要性をわかりやすく説明し周知徹底を図っている。	職員の即効力を上げることによる院内に与える影響を認識し、その必要性をわかりやすく説明している。それにより職員の行動に変化が見られる。	定義：するべきことをすぐに行動に移し成果を上げているか 着眼点：指示されたことに対する、実行に移す時間と内容、姿勢
失敗してもくじけず、業務をやり抜くことの重要性を職員に理解させ、組織の中でそのような職員が育つような仕組みや環境を創造している。	失敗してもくじけず、業務をやり抜くことについて、常に職員に指導している。そのことにより職場の環境に変化が起きている。	定義：逆境であってもくじけず反骨心を持っているか 着眼点：失敗からの立ち直り、粘り強さ、前向きさ
計画を立てたり、動機付けをしたり、しかったりなどリーダーシップの発揮の仕方に工夫があり、メンバーをリードしながら仕事を進めている。	自部門だけでなく、他部門、他職種に対しても効果的な影響力を発揮している。	定義：部門内外を問わず、他のメンバーに良好な影響力を発揮しているか 着眼点：行動時の率先垂範、周囲への影響力
部門で役に立つような提案を行っている。	部門で役に立つような提案を行うとともに、推進者として自ら取り組んでいる。	定義：組織の取り組みに対して自ら進んで関わろうとしているか 着眼点：会議の出席度合い、発言・提案回数
組織内での人間関係の問題点を熟知しており、その改善に向けて具体的な取り組みを実行している。	組織内での人間関係の問題点を熟知しており、その改善に向けて具体的な取り組みを打ち出して実行している。また、人間関係を円滑にする必要性についても職員全員に説明し徹底させている。	定義：円満な人間関係を築くための努力をしているか 着眼点：円滑な人間関係を築くための具体的行動、取り組み
与えられた自分の役割だけでなく、他者の役割も熟知し、状況に対する配慮を怠らず必要に応じて自分の役割を変化させつつ対応している。	自分の役割を認識した上で、役職者に対し、役割の必要性と配慮の方法について指導している。	定義：自身に求められる役割を認識しており、その役割を完璧に演じているか 着眼点：自分の役割の認識度合いと、それの効果と必要性を踏まえた行動、発揮
先入観にとらわれず、考え方を柔軟に変えて捉えるとともに、出てきた意見とそれが与える組織への影響の関係を加味し、整理をした上で最適なアウトプットをしている。	先入観にとらわれず、考え方を柔軟に変えて捉えるとともに、固定観念にとらわれない斬新な意見が出やすいような仕組みを作っている。	定義：相手や状況、環境に合わせて自分自身の意見や態度を上手く変化させているか 着眼点：あらゆる物事に対する、理解力、整理力、許容力
複雑に絡み合う問題に対し、体系的に整理するとともに、その問題が組織に与える影響を考えた上で発言している。	複雑に絡み合う問題に対し、体系的に整理するとともに、職員の整理能力を上げるような施策を打ち出している。	定義：物事を単純かつシンプルに捉え、体系にまとめて発言しているか 着眼点：整理の必要性の認識度、およびそのための努力行動

図表3－14　特記事項

特記事項は本人の申請や実績、貢献度等を踏まえて、2次評価者が評価します。

評価段階（加点）		
B（0点）	A（5点）	S（10点）
特に、特記事項はなかった	下記のような項目を積極的に実行した	下記のような項目を積極的に実行し成果を上げた

※具体的加点項目：患者満足、業績貢献、学会発表、論文、地域貢献、委員会活動など

評価段階（減点）		
D（－10点）	C（－5点）	B（0点）
下記のような事象が複数回あった	下記のような事象があった	特に、特記事項はなかった

※具体的減点項目：患者や職員からのクレーム、度重なる注意、職務怠慢など

図表3－15　第52回全国自治体病院学会発表演題数（愛知・岐阜・三重の公立病院）

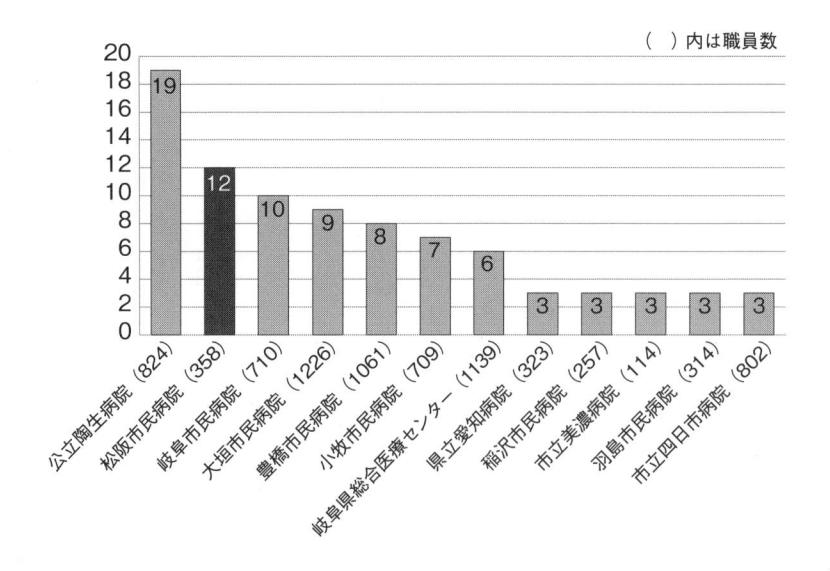

（　）内は職員数

病院	演題数
公立陶生病院（824）	19
松阪市民病院（358）	12
岐阜市民病院（710）	10
大垣市民病院（1226）	9
豊橋市民病院（1061）	8
小牧市民病院（709）	7
岐阜県総合医療センター（1139）	6
県立愛知病院（323）	3
稲沢市民病院（257）	3
市立羽島病院（114）	3
羽島市民病院（314）	3
市立四日市病院（802）	3

第 3 章　松阪市民病院が行った人事評価制度

図表3－16　第 52 回全国自治体病院学会発表演題係数
　　　　　　（愛知・岐阜・三重の公立病院）

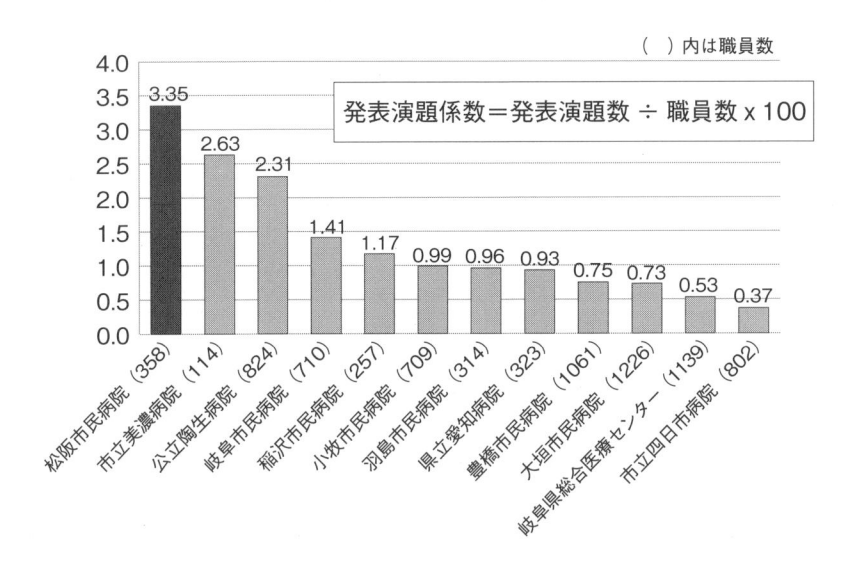

（　）内は職員数

発表演題係数＝発表演題数 ÷ 職員数 x 100

- 松阪市民病院 (358)：3.35
- 市立美濃病院 (114)：2.63
- 公立陶生病院 (824)：2.31
- 岐阜市民病院 (710)：1.41
- 稲沢市民病院 (257)：1.17
- 小牧市民病院 (709)：0.99
- 羽島市民病院 (314)：0.96
- 県立多知病院 (323)：0.93
- 豊橋市民病院 (1061)：0.75
- 大垣市民病院 (1226)：0.73
- 岐阜県総合医療センター (1139)：0.53
- 市立四日市病院 (802)：0.37

参考3－7　看護部長（当時）に現金で支給された「勤勉手当」（平成 22 年度）

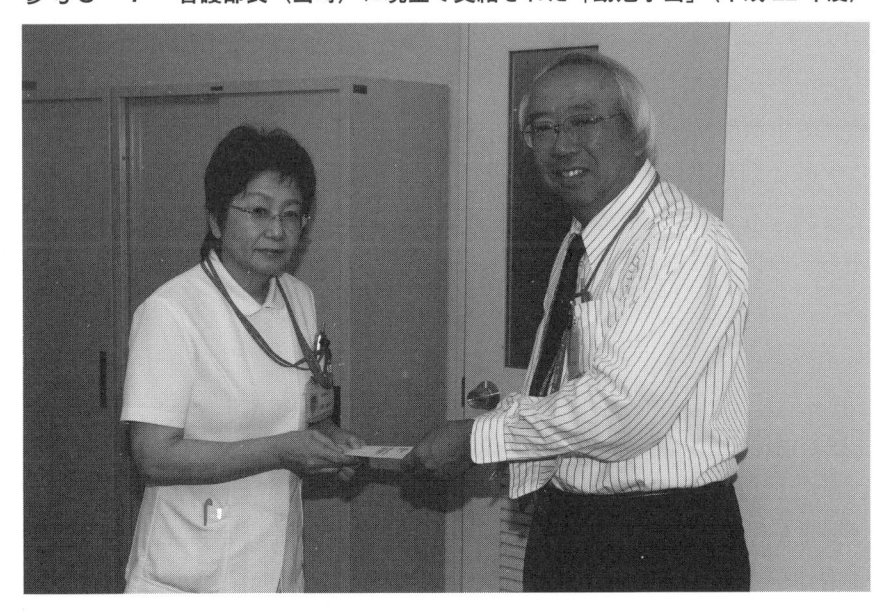

65

図表3－17　看護師人事評価制度による「勤勉手当」の年齢別の分布

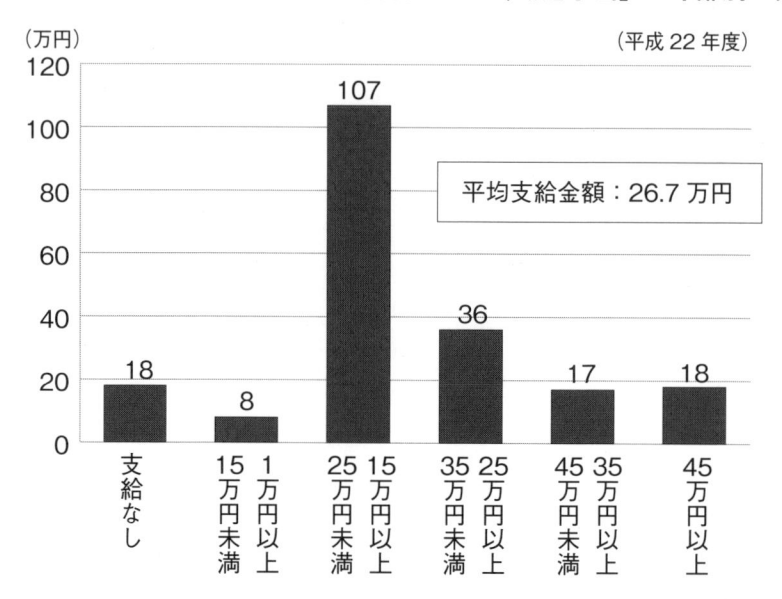

(万円)　　　　　　　　　　　　　　　　　　(平成22年度)

平均支給金額：26.7万円

支給なし	1万円以上15万円未満	15万円以上25万円未満	25万円以上35万円未満	35万円以上45万円未満	45万円以上
18	8	107	36	17	18

　平成22年度の場合、勤勉手当の金額が1〜15万円未満が8人、15〜25万円未満が107人、25〜35万円未満が36人、35〜45万円未満が17人、45万円以上が18人（最高84万円）で、平均支給金額26万7,000円で、総支給金額は約5,000万円でした（図表3－17）。

　年齢と勤勉手当の金額を見ていただくと明らかなように、30代の若い看護師でも50万円以上の勤勉手当が支給されています。実績を上げれば正しく評価されることが明白です（図表3－18）。昔のように、ただ「頑張れ、頑張れ」と言うだけでは誰も良い仕事をしてくれないのではないでしょうか。

（8）看護師人事評価制度の満足度

　平成22年度の看護師人事評価制度導入以来、毎年、一般スタッフ、看護師主任、看護師長の3つのクラスで、看護師人事評価制度に対する満足度調査を実施しています。結果は、おおむね良好で、看護師も人事評価に

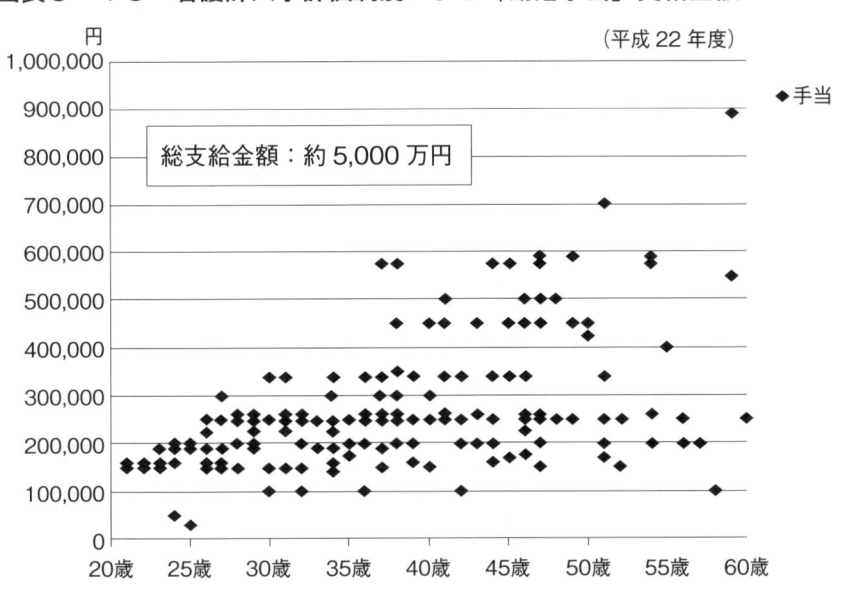

図表3－18　看護師人事評価制度による「勤勉手当」支給金額

（平成22年度）

総支給金額：約5,000万円

満足しているようです。特に看護師長クラスでは「満足」の割合が年々増加し、平成24年度では65％が「満足」と回答しています。これに、「まあまあ満足」の29％を加えると、94％が満足を感じているという結果です。毎年、人事評価制度を検証し、改善してきた成果であると考えています（図表3－19、3－20、3－21）。当院の「看護師人事評価ガイドブック」も改定を重ね、平成24年12月に第5版になりました。

（9）看護師人事評価制度の効果

看護師人事評価制度を導入してから、新聞、テレビ、インターネット、看護関係雑誌で紹介されたこともあり、これまで大変苦労していた看護師の新人採用者も徐々に増加してきています。平成20年度の新人看護師の採用はわずか5人でしたが、平成24年度には28人まで増加しています。さらに看護師の離職率も年々低下しています。平成23年度は定年退職者が多かったため、離職率は9.1％と例年より高かったのですが、平成24年

度の離職率は5.5％で、全国平均の10.9％、三重県平均の8.1％をはるかに下回る低い値でした。看護師確保対策として、看護師人事評価制度導入が良い影響を及ぼしているものと考えています（図表3－22）。

なお巻末に資料として「松阪市民における病院看護師人事評価における勤勉手当の支給に関する規則」を掲載しましたので、参考にしてください（資料2）。

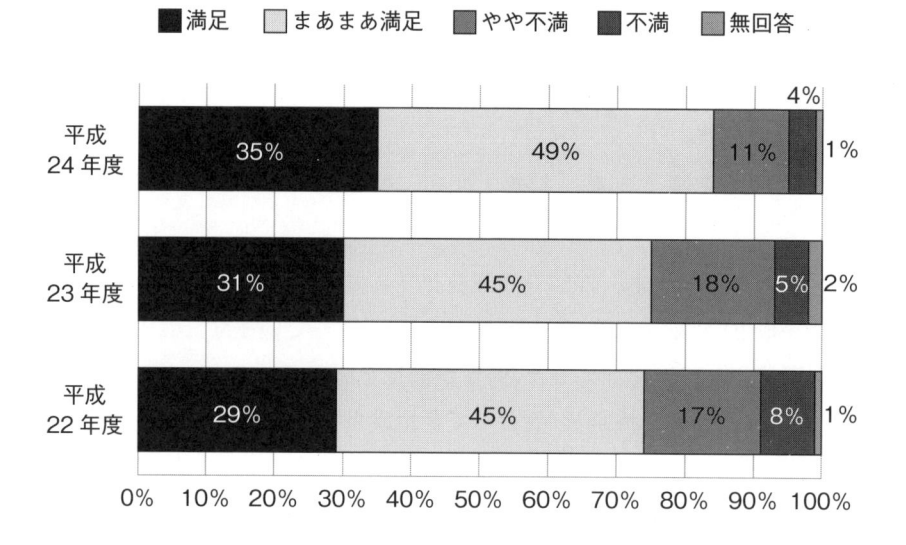

図表3－19　看護師人事評価：職位別満足度割合（スタッフ）

凡例：■満足　□まあまあ満足　■やや不満　■不満　□無回答

	満足	まあまあ満足	やや不満	不満	無回答
平成24年度	35%	49%	11%	4%	1%
平成23年度	31%	45%	18%	5%	2%
平成22年度	29%	45%	17%	8%	1%

第3章　松阪市民病院が行った人事評価制度

図表3-20　看護師人事評価：職位別満足度割合（主任）

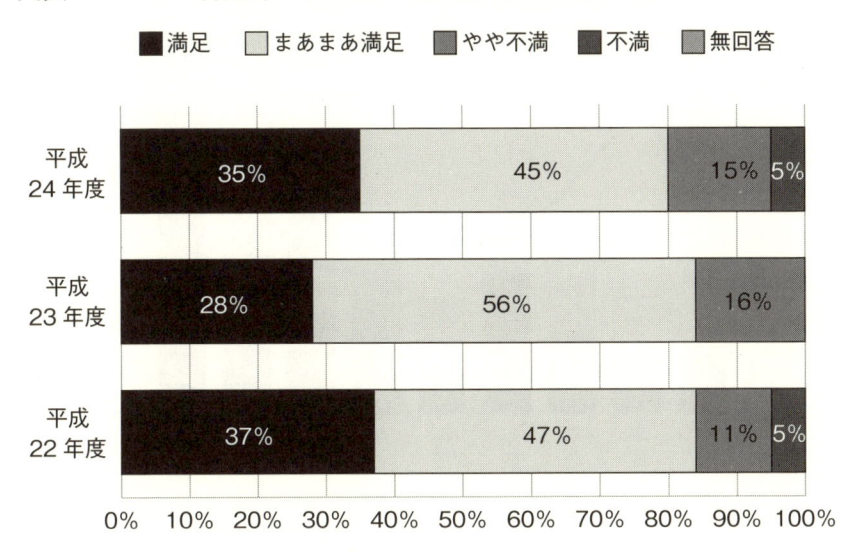

■満足　□まあまあ満足　■やや不満　■不満　■無回答

年度	満足	まあまあ満足	やや不満	不満
平成24年度	35%	45%	15%	5%
平成23年度	28%	56%	16%	
平成22年度	37%	47%	11%	5%

図表3-21　看護師人事評価：職位別満足度割合（看護師長）

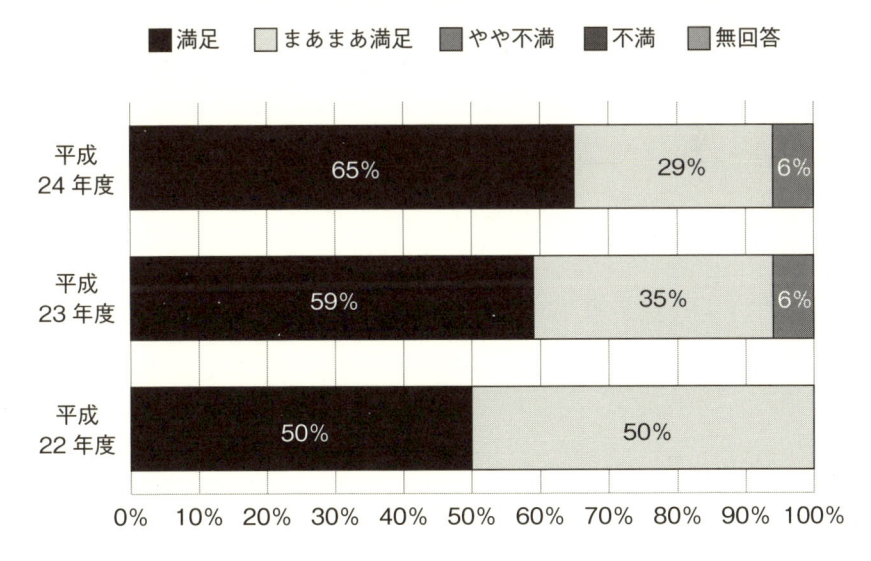

■満足　□まあまあ満足　■やや不満　■不満　■無回答

年度	満足	まあまあ満足	やや不満
平成24年度	65%	29%	6%
平成23年度	59%	35%	6%
平成22年度	50%	50%	

図表3−22　看護師採用数と離職率の推移

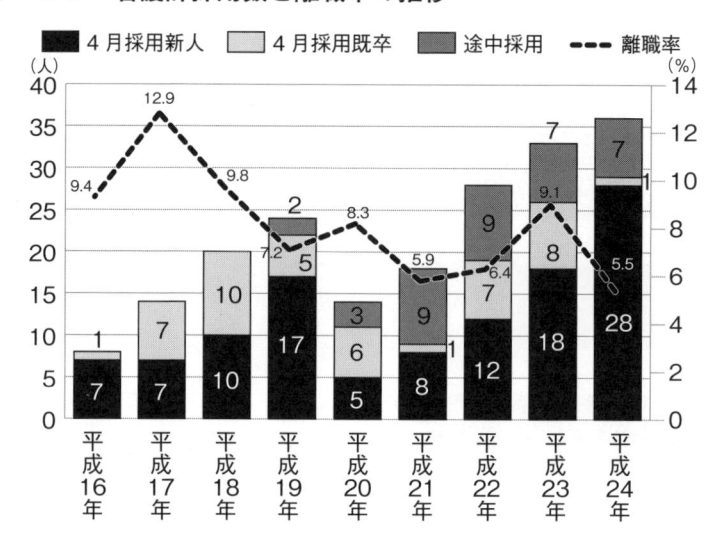

年	4月採用新人	4月採用既卒	途中採用	離職率(%)
平成16年	7	1		9.4
平成17年	7	7		12.9
平成18年	10	10		9.8
平成19年	17	5	2	7.2
平成20年	5	6	3	8.3
平成21年	8	1	9	5.9
平成22年	12	7	9	6.4
平成23年	18	8	7	9.1
平成24年	28	1	7	5.5

3 コメディカル職員人事評価制度について

　医師、看護師に次いで、コメディカル職員にも人事評価制度を導入しようと決めたのは、さらなるチーム医療の推進という病院の方向性を踏まえ、判断したものです。DPC/PDPS導入を契機にした経営改善がうまくいった背景には、職員の意識改革が進み、各部署の職員が能動的に動くようになり、より一層チーム医療が進んだという変化がありました。その流れをより確かなものにするためにも、病院に貢献してくれている職員に報いる人事評価制度の導入が必要と判断したのです。

　人事評価制度の導入により、個々のコメディカル職員に、業務の見直しや、新たな取り組みを促すとともに、病院に貢献するという視点を持ってもらいたいと思いました。さらに、人事評価制度を通じて、人材育成を促し、コメディカル職員の医療の質を向上させるということが目的でした。

(1) コメディカル職員人事評価制度の基本的な考え方

　松阪市民病院は医師不足に始まり、大変厳しい状況にありましたが、すでに繰り返して述べてきたように、全職員の意識改革によって大きな変貌を遂げました。この一翼を担ったのが、薬剤師、管理栄養士、検査技師、放射線技師、リハビリテーションの理学療法士や作業療法士、臨床工学技士などの医療スタッフであり、彼らの意識改革とチーム医療が大きく影響しています。

　医師、看護師の人事評価制度と同様に、コメディカル職員の人事評価制度のゴールも、病院運営への貢献度を明確にすること、および新しい取り組みに対する評価を適切に行うことです。医師、看護師と同様に、その貢献度合いを評価し、勤勉手当として支給することで、コメディカル職員のモチベーション向上を図るとともに、人事評価制度の結果をフィードバックすることで、人材育成につなげる狙いがあります。

(2) コメディカル職員人事評価制度の対象者

人事評価の対象者は評価対象時期に当院に在籍しているコメディカル職員（正規職員）です。ただし、評価期間中に入職した場合、長期欠勤（公傷を含む）、休職中など評価対象期間中が4カ月に満たない職員は除外しています。なお診療情報管理士、社会福祉士は今回のコメディカル職員の人事評価制度の評価対象者には含まれていません。

(3) コメディカル職員人事評価制度の評価方法

評価方法としては医師の人事評価制度と同様に、行動評価、業績評価、特記事項評価の3つを採用しています（図表3-23）。

①行動評価

行動評価は職務特性上で求められる行動について、評価基準を設定し、現状の行動レベルを評価するというものです。行動評価の評価項目に関し

図表3-23　コメディカル職員の人事評価制度全体像

分類		該当役職	評価体系		評価方法	
クラス	ランク				1次評価	2次評価
役職者クラス	ランクⅥ	該当役職なし				
	ランクⅤ	部署長（役職問わず）	行動評価 役職者項目：8項目	＋ 業績評価 部署別項目：2項目	多面評価	上司評価
	ランクⅣ	主任／副主任	行動評価 役職者項目：8項目	＋ 業績評価 部署別項目：2項目	多面評価	上司評価
一般職クラス	ランクⅢ	スペシャリスト（※）	行動評価 一般職項目：8項目	＋ 業績評価 部署別項目：2項目	上司評価	上司評価
	ランクⅡ	中堅職員（勤続3年以上）	行動評価 一般職項目：8項目	＋ 業績評価 部署別項目：2項目	上司評価	上司評価
	ランクⅠ	新入職員（勤続3年未満）	行動評価 一般職項目：8項目	＋ 業績評価 部署別項目：2項目	上司評価	上司評価

(※)：73P参照

ては看護師の人事評価制度と同様に一般職クラスと役職者クラスに分けて、内容を変えています。具体的には、一般職クラス、役職者クラス共に、以下の8項目を評価します（図表3－24、3－25）。

■一般職コメディカル職員の行動評価
　1）個人…①思いやり、②向上心
　2）組織…③コスト意識、④報・連・相の徹底
　3）能力…⑤会話力、⑥危険予知力
　4）業務遂行…⑦専門知識の発揮、⑧段取り

■役職者クラスのコメディカル職員の行動評価
　1）個人…①即効力、②突破力
　2）組織…③部下指導、④会議での参画意識
　3）能力…⑤柔軟性、⑥役割演出力
　4）業務遂行…⑦他部門との連携・調整、⑧動機付け

　評価者は、医師の人事評価制度と同様に一般職コメディカル職員では上司評価を採用し、役職者コメディカル職員では評価を受ける側の納得性を向上させる点から「同僚からの評価」、「他職種からの評価」といった複数の角度からの多面評価を取り入れ、偏った評価にならないように心掛けています。

　評価に当たっては、コメディカル職員を5段階のランクに分類しています。ランクⅠ～Ⅲが一般職コメディカル職員、ランクⅣ～Ⅴが役職者コメディカル職員です（図表3－26）。なおランクⅢの「スペシャリスト」は聞き慣れない言葉だと思います。「スペシャリスト」とは現状では役職に就いていない一般職コメディカル職員のうち、高い職務能力と認定資格等の専門資格を持っている職員のことです。職員のモチベーションを向上させていくために、今回のコメディカル職員の人事評価制度導入の際に新たに設置しました。この「スペシャリスト」になるためには以下の3つの条件をすべて満たす必要があります。

図表3−24　松阪市民病院　行動評価（コメディカル：一般職）

		一般職	それに満たない	最低限必要な仕事を上司の指導の下で遂行することができる	最低限必要な仕事を一人で遂行することができる
		ランクⅢ		D	C
		ランクⅡ	D	C	B
		ランクⅠ	C	B	A
個人	1	思いやり	右レベルに満たない	自分が気づいた範囲で、他者の気持ちを推し測り、親身な態度で接している。自分から注意や関心を向けるというほどまでには至らない。	上司の指導の下で他者の状態に注意し、相手の立場に立って気持ちを推し量り、親身な態度で接している。
個人	2	向上心	右レベルに満たない	上司や先輩等から指示があれば、新しいことに取り組んだり、改善に取り組んだりしている。	上司や先輩等からの指示がなくても、自分から新しいことや改善などに取り組んでいる。
組織	3	コスト意識	右レベルに満たない	物品等については適正量使用するなど大切に扱い、無駄遣いやロスを出していない。	物品等の使い方を工夫し、使用量等を減らしている。
組織	4	報・連・相の徹底	右レベルに満たない	報告すべき内容が何であるかを理解しており、上司から求められれば正確に報告している。	報告すべき内容を理解しており、求められなくても決められたこと以外のことも報告している。
能力	5	会話力	右レベルに満たない	相手の話を否定せずに聞き入れ、その上で自分の話を進めており、一般的なコミュニケーションがとれている。	相手の状態や状況に合わせて、話の進め方や聞き方、質問の仕方を変えている。
能力	6	危険予知力	右レベルに満たない	実際に危険な状態が起きれば対応しているが、その危険は事前に予測できたはずのものが多い。	患者や他の職員にとって危険な状況の予測を立てており、気づいたときにはその危険の排除を行っている。
業務遂行	7	専門知識の発揮	右レベルに満たない	上司や先輩の指示があれば、研修会に参加したり、専門書を読むなど、受身ではあるが専門知識・技術の習得に取り組んでいる。	上司や先輩の指示がなくても自ら研修会に参加したり、専門書を読むなど、学習をしている。
業務遂行	8	段取り	右レベルに満たない	基本的な段取りに従って（マニュアルや手順どおりなど）業務を進めている。	自分が実施する業務量と所要時間の見通しを立てて業務を進めている。

第3章　松阪市民病院が行った人事評価制度

必要とされる日常一般業務全体を求められるレベルで遂行することができる	主任クラス（日常一般業務において他者の見本となっている）	定義・着眼点
B	A	
A	S	
S		
他者の状態を把握し、誰に対しても相手の立場に立って気持ちを推し量り、親身な態度で接するとともに具体的な解決案を提示している。	部下が何を求めているか、望んでいるかを認識し、それに応じて共感し、親身な態度で接している。それによって部下の気持ちや行動にプラスの変化が起きている。	定義：相手の気持ちを認識し、その意を汲んだ行動がとれるか 着眼点：相手に対する関心度、注意力、実際の行動、行動過程
自分から新しいことや改善などに継続的に取り組むことで、効果を上げている。	自分だけが新しいことや改善などに取り組むだけでなく、他の職員にも働きかけて職場に好影響を与えている。	定義：現状に満足せず、より高みに向かって努力しているか 着眼点：能力・スキルアップの関心度、実際の発揮度、努力過程
担当業務の範囲でコスト削減を実施するだけでなく、コスト削減につながる行動を提案している。	複数部門にわたるようなことについてコスト削減につながる提案をし、推進している。	定義：ムリ・ムラ・ムダの排除に努めているか 着眼点：コスト削減への意識、実際の削減行動、削減度合い
報告すべき内容を理解しており、上司に漏れなく正確に早く伝えるための工夫としてツールやタイミング、回数を考えて報告している。	報告すべき内容を理解しており、上司に漏れなく正確に早く伝えるための工夫をしつつ、上司に進言している。	定義：上司・関係者への報告・連絡・相談を十分に行っているか 着眼点：報・連・相の回数、時間、内容（質、量）
相手と目線を合わせたり、うなずいたり、共感したり、座る位置を変えたりしながら、相手が話しやすい環境を整えて、相手の思いを引き出している。	相手の表情の変化や言葉のニュアンス、態度等を捉えて、相手の直接言葉には表れない思いを理解し、配慮しながら会話を進めている。	定義：相手に合わせた円滑なコミュニケーションを取っているか 着眼点：相手に自身の考えを伝えているレベル、相手の認識度
危険が発生しそうなことについては事前に検証し、対策を立てている。	危険が発生しそうなことについては、他の職員にも共有し、指導し病院全体の危機対応力を高めている。	定義：業務上考えられるリスクを想定して業務に当たっているか 着眼点：リスクに対する注意度、リスク回避行動、行動過程
自ら積極的に専門知識・技術の習得に取り組んでおり、習得した知識・技術を業務に活かし、成果を上げている。	自ら得た専門知識・技術を他にも共有化し、部署全体のレベルアップに貢献している。	定義：習得した専門知識・技術を仕事に活用しているか 着眼点：習得している専門知識・技術レベル、その業務活用頻度、活用内容
実施業務のうち、優先順位を判断し、限られた時間の中で効率的に業務を進めている。	空き時間を活用したり、他の職員の業務進捗によって調整したりなど、段取りのつけ方に工夫があり、模範的である。	定義：仕事を始める前に、十分な計画・準備を行い、スムーズに業務を遂行しているか 着眼点：業務実施に当たる準備レベル、その実施行動、徹底度合い

図表3-25　松阪市民病院　行動評価（コメディカル：役職者）

		役職者	一般職として適切ではあるが、役職者として適切でないときがある	日常一般業務において、他者の見本となっている	部門長としての役割を果たしている
		ランクV	D	C	B
		ランクIV	C	B	A
個人	1	即効力	指示された内容を、すぐ実践することの重要性について認識しているが、スピードある行動とまではいかない。	指示された内容を、すぐ実践することの重要性を認識し、工夫をするなど、スピードある行動になるよう努力している。	指示された内容を、すぐに実践することの重要性や必要性について部内に徹底させる取組等を上司に進言するとともに、自らも実行している。
個人	2	突破力	失敗したときに、上司からの助言があっても業務に前向きに取り組めないときがある。	失敗しても、くじけず前向きに業務に取り組み、やり抜いている。その姿勢や意見は部下の見本となっている（部下への指導力は弱い）。	部下に対して、失敗してもくじけずに業務をやり抜くことの大切さを伝えており、自分もその模範となって実行している。
組織	3	部下指導	部下への指導がない。そのため、部下が育たなかったり、定着しないなど、悪影響がある。	気付いたときや、指導が必要と思われるときには部下に対する指導や注意をしている。	どの部下に対しても認めるべきことは認め、注意すべきことは注意しており、指導のタイミングや相手にもムラがない。
組織	4	参画意識	上司や先輩等から促されても、会議で発言したり、自分の担当職務を越えた取り組みをすることがない。	上司や先輩等から促されれば、一応会議で発言したり、自分の担当職務を越えたことなどにも取り組んでいるが、受身的である。	会議では自ら発言し、また自分の職務の範囲外のことでも、必要に応じて自ら取り組んでいる。
能力	5	柔軟性	先入観にとらわれ、さまざまな考えや意見を受け入れたり、理解しようとしない。	常に先入観にとらわれず、様々な考えや意見を理解していると同時に、さまざまな意見を認識するための知識習得をしている。	先入観にとらわれず、考え方を柔軟に変えるとともに、出てきた意見に対して理論的に整理し自分の意見を出している。
能力	6	役割演出力	与えられた自分の役割を認識しているが、その役割に徹しきれていない。	与えられた自分の役割を認識しており、役割に徹するとともに、状況に応じて自分の役割を変化させつつ対応している。	与えられた自分の役割だけでなく、他者の役割もわかる範囲で認識した上で、状況に対する配慮を怠らず必要に応じて自分の役割を変化させつつ対応している。
業務遂行	7	他部門との連携・調整	他部門や関係者の立場を考えず、自部門を優先した言動が多く、連携に支障をきたしている。	ルーチンの内容や基本業務については、必要な連携や調整を行っている。	他部門や関係者との意見調整を十分に行っており、お互いを尊重し合いながら円滑な協力体制を築いている。
業務遂行	8	動機付け	部下がいる前で不適切な発言や態度をとることがあり、部下のモチベーションを低下させている。	部下一人ひとりの行動に気を配り、適切に声をかけながら行動を促している。	ほめる、叱るを使い分けながら、一人ひとりをフォローし、適切なアドバイスをしながら部下の行動を促している。

第3章　松阪市民病院が行った人事評価制度

部長職としての役割・責任を果たしている A S	組織の経営者層の一員としての役割を果たしている S	定義・着眼点
職員の即効力を上げることによる院内に与える影響を認識し、その必要性をわかりやすく説明し周知徹底を図っている。	職員の即効力を上げることによる院内に与える影響を認識し、その必要性をわかりやすく説明している。それにより職員の行動に変化が見られる。	定義：するべきことをすぐに行動に移し成果を上げているか 着眼点：指示されたことに対する、実行に移す時間と内容、姿勢
失敗してもくじけず、業務をやり抜くことの重要性を職員に理解させ、組織の中でそのような職員が育つような仕組みや環境を創造している。	失敗してもくじけず、業務をやり抜くことについて、常に職員に指導している。そのことにより職場の環境に変化が起きている。	定義：逆境であってもくじけず反骨心を持っているか 着眼点：失敗からの立ち直り、粘り強さ、前向きさ
部下の長所と課題を明らかにし、一人ひとりに応じた形で育成を行っている。	部下の成長ステップを明確にしたテーマや課題を与え、動機付けをしながら育成に取り組んでおり、成果が出ている。	定義：仕事・態度・意欲・礼儀などにおいて不足があれば厳しく指導しているか 着眼点：部下への関心度、指導の実施頻度、指導内容
部門で役に立つような提案を行っている。	部門で役に立つような提案を行うとともに、推進者として自ら取り組んでいる。	定義：組織の取り組みに対して自ら進んで関わろうとしているか 着眼点：会議の出席度合い、発言・提案回数
先入観にとらわれず、考え方を柔軟に変えて捉えるとともに、出てきた意見とそれが与える組織への影響の関係を加味し、整理をした上で最適なアウトプットをしている。	先入観にとらわれず、考え方を柔軟に変えて捉えるとともに、固定観念にとらわれない斬新な意見が出やすいような仕組みを作っている。	定義：相手や状況、環境に合わせて自分自身の意見や態度を上手く変化させているか 着眼点：あらゆる物事に対する、理解力、整理力、許容力
与えられた自分の役割だけでなく、他者の役割も熟知し、状況に対する配慮を怠らず必要に応じて自分の役割を変化させつつ対応している。	自分の役割を認識した上で、役職者に対し、役割の必要性と配慮の方法について指導している。	定義：自身に求められる役割を認識しており、その役割を完璧に演じているか 着眼点：自分の役割の認識度合いと、その効果と必要性を踏まえた行動、発揮
相互に意見や主張が対立するようなことであっても目的や役割をもとに問題を解決し、連携を高めている。	よりよいサービスの提供のために必要な連携を考え、部門間連携のあり方を提案し、現在の連携の強化や新たな連携体制を作り上げている。	定義：他部門との連携を強化する行動を示し、双方の利害を調整しながら全体感を持って運営を行っているか 着眼点：調整時の期間、回数、他部門へのコミュニケーション頻度
一人ひとりの長所や課題を明らかにし、それぞれにテーマを設定して動機付けをしている。	一人ひとりの長所や課題を明らかにし、本人の能力開発や育成を踏まえて適宜動機付けを行い、高いモチベーションを維持させている。	定義：部下に対して安定的にモチベーションを継続させる動機付けを折に触れて行っているか 着眼点：声掛け・フォローの頻度、回数、内容

1）過去の人事評価結果で評価結果A以上を取得したことがある
2）外部での講演、学会発表等により、院内・院外で高い評価を得ている
3）該当職種での勤続年数が7年以上で、当院での勤続年数が3年以上であること

　各行動評価項目について、医師、看護師の人事評価制度と同様にS(5点)、A(4点)、B(3点)、C(1点)、D(0点)の5段階で評価し、合計点を算出しています。行動評価は8項目から構成されているので、40点が最高点となります。

②業績評価

　業績評価は職種ごとに現場の意見も参考に2項目を評価しています。医師の場合と同様に、業績評価項目をどんな項目で行うかについては問題もありますが、コメディカル職員人事評価制度導入に当たって、各部署から希望する項目をヒアリングし、決定しました（図表3-27）。ただし、現在の項目が必ずしも最も適しているとは限りません。評価項目については今後も検討し、必要に応じて変更していく考えです。人事評価制度は絶えず見直していくことが重要と考えています。

　それぞれの項目に対し、達成率によりS(5点)、A(4点)、B(3点)、C(1点)、D(0点)の5段階評価を行い、10点満点で点数を出しています。

③行動評価と業績評価のウエイト

　医師の場合と同様にランクが上位になるにつれ、業績評価を重視する必要があります。そのため、ランクVでは「行動評価40％、業績評価60％」、ランクIVでは「行動評価50％、業績評価50％」、ランクIIIでは「行動評価60％、業績評価40％」、ランクIIでは「行動評価70％、業績評価30％」、ランクIでは「行動評価80％、業績評価20％」とウエイトを設定しています（図表3-28）。

第3章 松阪市民病院が行った人事評価制度

図表3-26　コメディカル職員の人事評価組織表

ランク	被評価者	１次評価者	２次評価者	最終承認
ランクⅥ	―	―	―	―
ランクⅤ	部署長	看護部長 事務部長 担当医師	院長	院長
ランクⅣ	主任	部署長（上司） 看護部長 担当医師 事務部長	部署長	院長
ランクⅢ	一般職 （スペシャリスト）	主任	部署長	院長
ランクⅡ	一般職 （勤続3年以上）	主任	部署長	院長
ランクⅠ	一般職 （勤続3年未満）	主任	部署長	院長

図表3-27　コメディカル職員の業績評価項目

部署	業績評価項目	個人/部署	定性/定量	測定内容	測定指標
臨床工学室	1. 血液浄化療法の実施件数	部署	定量	増加数	目標対比もしくは昨年対比
	2. 医療機器のトラブル件数	部署	定量	トラブル件数（減少数）	目標対比もしくは昨年対比
栄養管理室	1. 行事食の充実	部署	定量	行事食の実施件数	目標対比もしくは昨年対比
	2. 栄養指導件数	部署	定量	栄養指導件数	目標対比もしくは昨年対比
病理室	1. 標本ブロック数	部署	定量	検体数	目標対比もしくは昨年対比
	2. 迅速病理診断件数	部署	定量	検体数	目標対比もしくは昨年対比
放射線室	1. CT読影件数	部署	定量	読影件数	目標対比もしくは昨年対比
	2. MRI読影件数	部署	定量	読影件数	目標対比もしくは昨年対比
薬剤部	1. 薬剤管理指導件数	部署	定量	実施件数	目標対比もしくは昨年対比
	2. 外来化学療法室における薬剤管理指導件数	部署	定量	実施件数	目標対比もしくは昨年対比
リハビリテーション室	1. 実施単位数	部署	定量	単位数	目標対比
	2. 自己啓発実施点数	部署	定量	基準点数	目標対比
中央検査室	1. 術後下肢静脈超音波検査件数	部署	定量	実施件数	目標対比もしくは昨年対比
	2. 検査所見記載件数	部署	定量	実施件数	目標対比もしくは昨年対比
歯科口腔外科室	1. 口腔ケアの施術点数による金額	部署	定量	金額	目標対比もしくは昨年対比
	2. 自費診療金額	部署	定量	自費金額	目標対比もしくは昨年対比

④特記事項評価

　特記事項では、医師、看護師の人事評価制度と同様に、本人からの申請や貢献度を踏まえて2次評価者が評価を行っています。

　コメディカルに対しては平成23年4月から準備を進め、平成25年12月のボーナス支給日に、初めての人事評価制度による勤勉手当が支給されました。最高で約41万円、最も低い人でも約9万円が支給されました。コメディカル職全体の総支給金額は1,163万円でした。役職者には医師や看護師同様に、院長室にて現金で手渡しされています（図表3－29、参考3－8）。やはり、この日ばかりは各人の表情も満足げです。

図表3－28　コメディカル職員の行動評価と業績評価のウエイト

(%)

ランク	行動評価	業績評価
ランクⅤ	40	60
ランクⅣ	50	50
ランクⅢ	60	40
ランクⅡ	70	30
ランクⅠ	80	20

第3章 松阪市民病院が行った人事評価制度

図表3−29 その他の医療職の人事評価制度による「勤勉手当」支給金額の分布

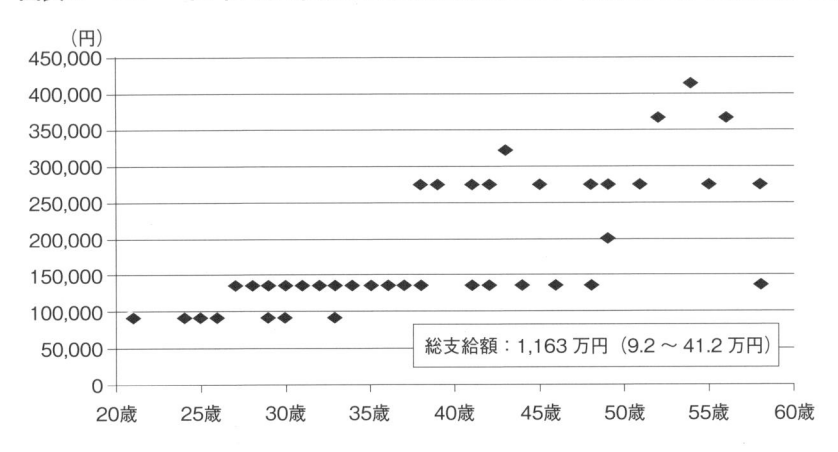

総支給額：1,163万円（9.2〜41.2万円）

参考3−8 中央検査室技師長に現金で支給された「勤勉手当」（平成25年度）

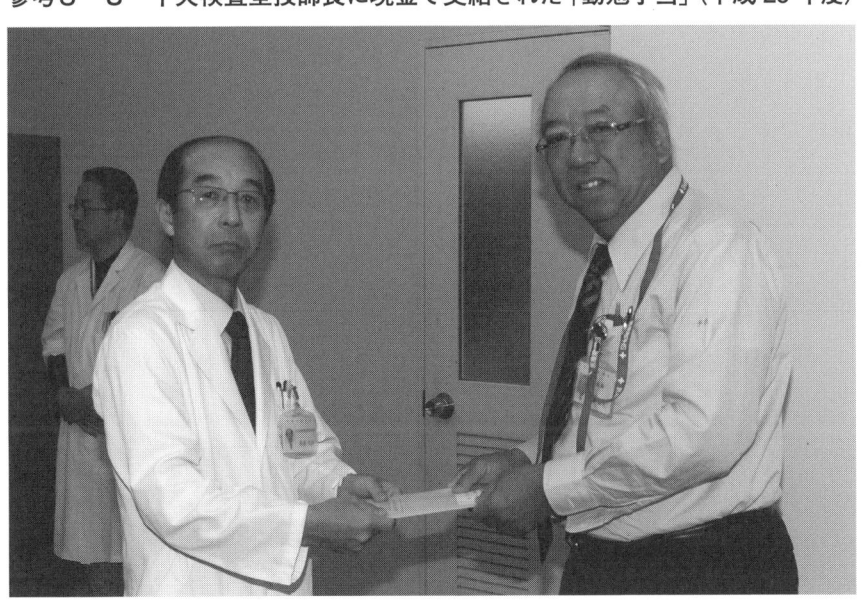

4 人事評価制度に対する間違った考え方

　一般企業では、人事評価制度を導入しているところはたくさん見られますが、今なお間違った考え方が存在しているように思います。間違った考え方の下で、人事評価制度を導入しても意味がありません。今後是正していく必要があると思います。

　まず、「人事評価制度の結果を必ず賃金に反映させなければならない」というのは間違いです。人事評価制度の本来の目的は「人材育成を通じた経営目標、ビジョンの実現」です。もちろん、結果的に賃金に反映させることは、間違いではありません。当院でも「勤勉手当」という形で賃金に反映させています。しかし、個々の賃金の上昇のみを究極のゴールとするのは問題です。

　もう1つ、「一度決めた人事評価制度は途中で変えてはいけない」も間違いです。人事評価制度は職員のモチベーションを向上させるのに有効な仕組みですが、運用を誤れば、職員のモチベーションを低下させてしまうこともあります。人事評価制度を行う際は、必ず該当職員の満足度を調査し、不満が出るようなら、どこに問題があるのかを慎重に検討し、必要に応じて評価基準を再検討する必要があります。

　当院では、日本経営戦略人事コンサルティング社の協力を仰ぎながら、毎回検証し、それぞれのガイドブックも改定を重ねています。平成24年12月現在で、「医師人事評価制度ガイドブック」は第7版、「看護師人事評価制度ガイドブック」は第5版となりました。ガイドブックに「完全版」は存在しません。その都度、訂正を加え、より高い満足度が得られるようにしていく必要があります。

　なお、他の病院のマニュアルをそのまま自院に取り入れ、人事評価制度を導入するのは大きな間違いです。当院にもいろいろな病院から人事評価制度の導入に関して見学に来ていただいていますが、必ず「院内で話し合って作成してください」とお伝えしています。他の病院の例を参考にするこ

とは必要ですが、必ず自院のマニュアルを作成し、絶えず手直しをしていくことが重要です。そのためにも外部の専門家と連携を図り、適切な助言を仰ぎながら進めることが効率的と考えています。

5 人事評価制度を成功させるポイント

　ここまで紹介したように、松阪市民病院では医師、看護師、その他のコメディカル職員の人事評価制度を導入し、順調に経過していますので、そのポイントについて改めて考えてみると、以下のような点が挙げられます。

　病院における人事評価制度の導入の趣旨は、能力や意欲のある医師、看護師、その他のコメディカル職員のモチベーションを高め、人材を有効に活用することであり、モチベーションの高い職員が集えば、提供する「医療の質」が高まり、ひいては患者・家族に良質の医療を提供することが可能となります。こうした良いサイクルを継続・維持することにより患者・家族はもとより、地域の医療機関からの信頼も高まり、最終的には病院経営にも良い影響を与えています。

　病院における人事評価制度の導入は、近年の厳しい医療情勢下での病院経営においても（厳しい医療情勢下だからこそ）、非常に重要な役割を演じるものです。今後ますます人事評価制度を導入する病院は増加するでしょう。総務省に各公立病院が提出した「経営改善プラン」でも、多くの病院が人事評価制度導入の必要性を述べています。繰り返しになりますが、公立病院だからといって、人事評価制度が導入できないということはありません。当院での事例を参考に、ぜひ前向きに取り組んでいただきたいと思います。

6 人事評価制度による「勤勉手当」支給金額の推移

　平成20年度の医師人事評価制度導入に始まり、平成25年度の医師、看護師、その他の医療職に対する人事評価制度導入までの、「勤勉手当」としての総支給金額の推移を見てみました（図表3－30）。

　平成20年度は医師人事評価制度が12月分1回であり、995万2,000円でしたが、平成21年度は6月、12月の2回支給のため、2,468万8,000円となり（前年医業収益の0.5％以内）、平成22年度からはこれに看護師人事評価による勤勉手当（前年医業収益の0.5％以内）が加わり、7,789万6,000円となっています。平成23年度は9,087万5,000円、平成24年度は9,231万円と、医業収益の増大に伴い、人事評価制度による「勤勉手当」の総額も増加しています。平成25年度から、その他の医療職に対する人事評価制度の導入を実施するに当たり、行政側にも理解していただきましたが、

図表3－30　人事評価制度による勤勉手当支給金額の推移

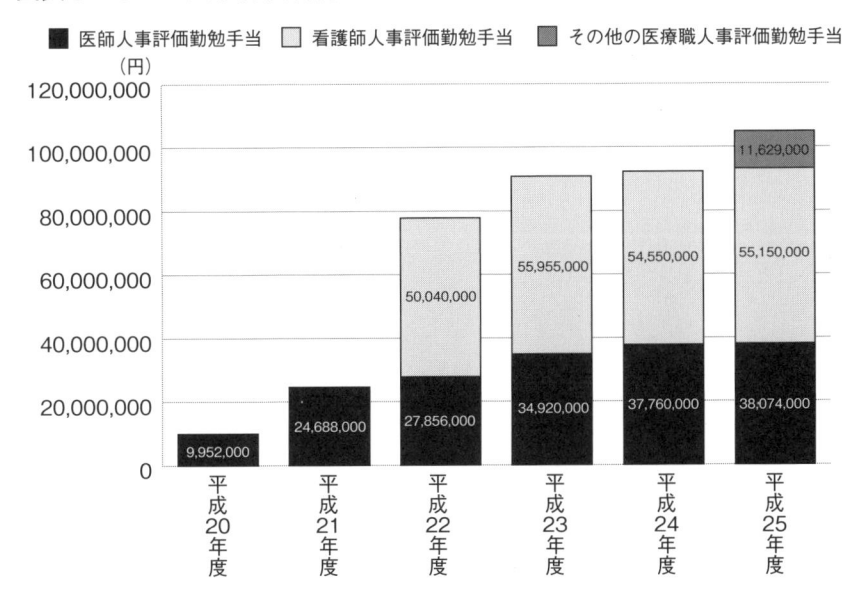

年度	医師人事評価勤勉手当	看護師人事評価勤勉手当	その他の医療職人事評価勤勉手当
平成20年度	9,952,000		
平成21年度	24,688,000		
平成22年度	27,856,000	50,040,000	
平成23年度	34,920,000	55,955,000	
平成24年度	37,760,000	54,550,000	
平成25年度	38,074,000	55,150,000	11,629,000

その条件として、医師人事評価、看護師人事評価、その他の医療職人事評価に基づく原資としては、年間入院・外来医業収益の1.5％以内と決定されました。

　平成24年11月の時点で、平成25年度の当初予算額を70億2,944万7,000円と想定していたため、医師、看護師、その他の医療職の人事評価に基づく「勤勉手当」予算額は1億544万円とされました。すなわち、これまでの医師人事評価、看護師人事評価に基づく支給金額はその他の医療職人事評価実施に伴い、多少調整し、実際には総支給金額は1億485万3,000円となり、予算内に収まっています。医師、看護師は、これまでより多少減額になったにもかかわらず、大きな不満もなく、順調に機能しているように思います。

第4章

松阪市民病院の人事評価制度に対する院長としての考え方

平成20年8月26日（火）の伊勢新聞や夕刊三重のトップページに、「松阪市民病院の医師人事評価制度の導入」に関する記事が掲載されました。3年前から着々と検討してきた事例であり、9月議会の開催前に開かれた環境福祉委員会協議会でメディアに明らかにされました。公立病院では困難と考えられ、放置されていたことでしたが、個々の医師に対する行動や業績を評価して、勤勉手当として支給するものであり、成果主義の手法の1つと考えています。病院の経営には欠かせない医師の尽力に少しでも報いたいという思いからの取り組みで、決して個々の医師を厳格に評価して点数をつけるというものではありません。このことを肝に銘じて、他の職員の皆様の理解と協力を得て、修正も加えながら、永続的に行っていければと考えています。

　平成16年の新医師臨床研修制度がスタートして以来、大学病院からの医師の引き上げなどにより、極めて厳しい病院運営を強いられてきました。しかし、医師をはじめ、看護師や他の医療職、事務部の職員の一丸となった努力のおかげで、平成21年度の病院の経常収支が20年ぶりに、黒字に転換しました。その最終決算概要を見ますと、病院事業収益が66億3,168万円、病院事業費用66億2,564万円で、純利益604万円の黒字を計上することとなりました。内訳では前年（平成20年度）に比較して、入院収益が6億3,390万円（＋19.2％）増、外来収益が3億6,430万円（＋24.2％）増と、予想を上回る好成績を上げることができました。

　この機会を千載一遇のチャンスととらえ、医師と同様に、長年の懸案であった「常勤看護師に対する人事評価制度」を施行することとなり、市当局との折衝の結果、平成22年6月の定例市議会にその予算を上程することになりました。予算額は前年度の入院・外来医業収益の約1％を原資として充当することにしました。

　看護師に対する本制度の本来の目的は、国の人事院勧告に準じて、地方公務員の年末のボーナスや給与の引き下げが常態化している中、近隣大病院はもとより、県立病院との大きな待遇格差を少しでも解消するための方策であり、さらに医師とともに、病院の経営に欠かせない看護師の普段の

第4章 松阪市民病院の人事評価制度に対する院長としての考え方

尽力に少しでも報いたいという思いからの取り組みです。

　旧態依然とした公立病院の殻を破って、看護職の給与体系に成果主義を取り入れることができたことは、特筆すべき出来事ではないかと思っており、今後は、医師や看護師に留まらず、他の医療職にもモチベーションを向上してもらうため、同様のインセンティブ制度を導入すべきであると考えていました。そのためにも、さらに当院の病院機能を高めるため、看護師確保に努めるとともに、子育て支援など職場環境の整備を行って7：1看護体制の継続維持を図り、病院経営の黒字化を持続していくことが必須でした。

　平成24年4月の呼吸器センターの開設に続き、平成25年5月に開設された消化器・内視鏡治療センターが相乗効果を生み、病院の入院患者が増加して、病院運営は極めて順調に推移していることが追い風となって、平成25年松阪市議会5月定例会に当院から上程していた「コメディカル職員の人事評価制度」の案件が承認され、今後は「医療職の人事評価制度」として、新たに再出発することになりました。本制度に基づく勤勉手当の原資の基準は前年度の医業収益の1.5％を限度として、医師、看護師に加えて、他のコメディカル職員も含めた支給になりました。

　平成17年度、松阪市民病院の存続が危ぶまれたころには、常勤医師数の減少があり、新規採用も極めて困難であることから、なんとか現有の医師の定着を期待したいという思いからの構想でした。しかし、市当局事務方の根強い抵抗もあり、導入まで3年かかり、平成20年度に医師、平成22年度に看護師、次いで、この度のコメディカル職員と足掛け9年の経過にて本制度が完結することになりました。

　今後の病院運営を左右する重大な関心事は、平成26年度から8％に引き上げられた消費税と診療報酬改定によって、黒字経営が影響を受けるか否かです。赤字経営に転落した場合には、人事評価制度による勤勉手当の支給にも支障をきたすことが予想されるので、一層の経営改善に尽力していくことが求められています。したがって、病院経営をさらに堅固なものとするために、医師、看護師などの人材確保や育成に加えて、最新の医療

機器の更新のほか、病院の改築など基盤整備も間断なく行っていくとともに、さらに、地域の医療関係者の方々との連携を深め、信頼を得て、第一に選ばれる病院へと変貌していくことが極めて重要と考えています。

第 5 章

公立病院における人事評価制度導入の現状

1 公立病院における人事評価制度に関する調査の必要性

　平成19年12月に総務省が策定した「公立病院改革ガイドライン」および同省より病院を運営する地方公共団体に対して出された公立病院改革プラン策定の要請を受け、全国の公立病院では経営改革の実施が急務とされてきました。本改革の3本柱の1つである「経営形態の見直し」は職員の身分や給与の決定権限等に関係するため、公立病院の人事評価制度に大きな影響を与えることが想定されます。しかしながら、実際にはそれぞれの組織形態を選択した後の各病院の状況変化を把握する調査結果はなく、現状では個々の病院から公表されているデータのみで、その傾向を探るしかありません。

　すでに述べてきたように、松阪市民病院では平成20年度より医師人事評価制度を、平成22年度より看護師人事評価制度を、そして平成25年度よりその他のコメディカル職員に対する人事評価制度を導入しています。導入に当たって、全国の公立病院における人事評価制度の状況を知りたいと思い、情報を探しました。しかし、まとまった資料が見当たらず、他の病院との比較検討が不可能でした。そこで、全国の公立病院における人事評価制度の導入状況を把握することを目的に、アンケート調査を実施しました。公立病院の人事評価制度に関する取り組みの状況について、組織形態別、地域別に何らかの特徴が見られるのか、分析いたしました。

2 全国公立病院の人事評価制度に対する調査・集計の概要

　調査は、郵送にて行いました。全国の公立病院922施設（もともとは自治体立病院であったところが、地方独立行政法人、指定管理者制度に移管した病院を含む）を対象に、平成25年3月初めに人事評価調査票（資料5）を郵送し、記入後返送していただきました。平成25年3月末の締切りとしましたが、3月末は、自治体立病院の定期異動の時期と重なります。担当者が本庁に異動したために回答が得られないケースもあり、このような調査を年度末に行うことは事務的に問題となることが判明しました。今後、同様の調査を行う場合の反省点です。

　対象病院を組織形態別に、

①地方公営企業法（一部適用）
②地方公営企業法（全部適用）
③地方独立行政法人（公務員型）
④地方独立行政法人（非公務員型）
⑤指定管理者制度
⑥その他

の6つに区分し、さらに全国を以下の7地区に区分しています（図表5－1）。

・北海道地区
・東北地区（青森県、岩手県、宮城県、秋田県、山形県、福島県）
・関東地区（栃木県、群馬県、茨城県、千葉県、埼玉県、東京都、神奈川県）
・中部地区（新潟県、富山県、石川県、福井県、長野県、山梨県、岐阜県、静岡県、愛知県）
・近畿地区（京都府、大阪府、兵庫県、奈良県、和歌山県、滋賀県、三重県）
・中国・四国地区（鳥取県、島根県、岡山県、広島県、山口県、徳島県、香川県、愛媛県、高知県）
・九州・沖縄地区（福岡県、佐賀県、長崎県、熊本県、大分県、宮崎県、鹿児島県、沖縄県）

今回はこのアンケート調査結果の中から、主要項目ついての分析結果を報告します。

図表5－1　組織形態、地域別の分類

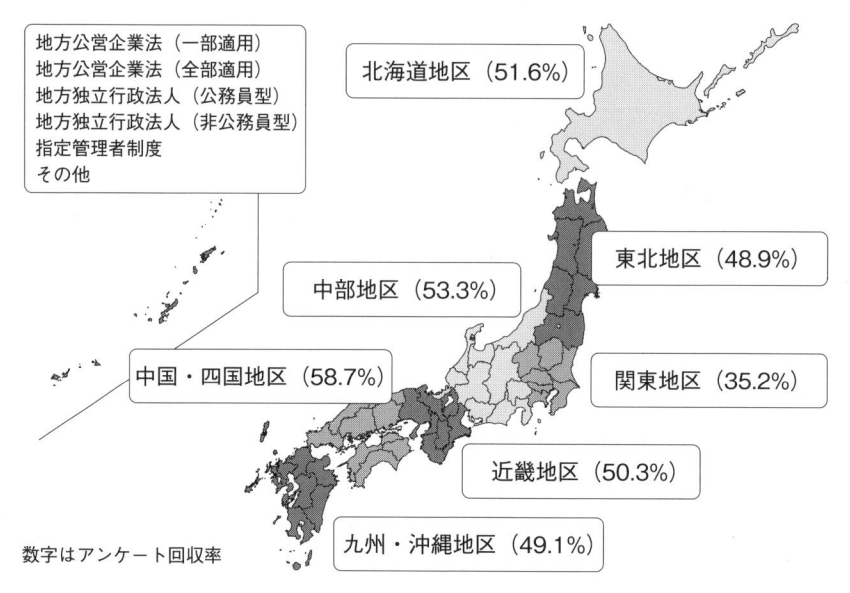

地方公営企業法（一部適用）
地方公営企業法（全部適用）
地方独立行政法人（公務員型）
地方独立行政法人（非公務員型）
指定管理者制度
その他

北海道地区（51.6%）
東北地区（48.9%）
中部地区（53.3%）
関東地区（35.2%）
中国・四国地区（58.7%）
近畿地区（50.3%）
九州・沖縄地区（49.1%）

数字はアンケート回収率

3 全国公立病院の人事評価制度に対するアンケート調査回収結果

　公立病院922施設に郵送し、459施設から回答をいただきました。回収率は49.8％です。当初、今回のアンケート回収率は30％くらいになるだろう、と予想していただけに、相当高い数値であり、正直驚きました。これは、これまで病院経営改善についての講演会でお招きくださり、お世話になってきた全国各地の公立病院の事務の方々のご協力によるものと考えています。改めて御礼申し上げます。
　地区別の回収率は、以下のとおりです。
・北海道地区…51.6％
・東北地区…48.9％
・関東地区…35.2％
・中部地区…53.3％
・近畿地区…50.3％
・中国・四国地区…58.7％
・九州・沖縄地区…49.1％

　関東地区以外はおおむね50％の高回収率でした（図表5－1、5－2）。
　関東地区で回収率が低いのは、私の公立病院での講演会が他の地域に比して、少ないことと関係があるように思われます。都道府県ごとの回収率を見ると35.5～100％でした。私は現在、「愛知県・岐阜県・三重県自治体病院DPC勉強会」（通称、ToCoM）の代表世話人を務めており、この3県の公立病院の事務の方々とも交流があるのですが、取り立ててアンケート回収率が高くなかった点（愛知県：54.5％、岐阜県：64.7％、三重県：65.0％）は残念なところです（図表5－2）。

（1）人事評価制度導入の状況

　「人事評価制度を導入されていますか」という設問に対し、病院職員のいずれかの職種に対して人事評価制度を導入している病院は52.3％で半数

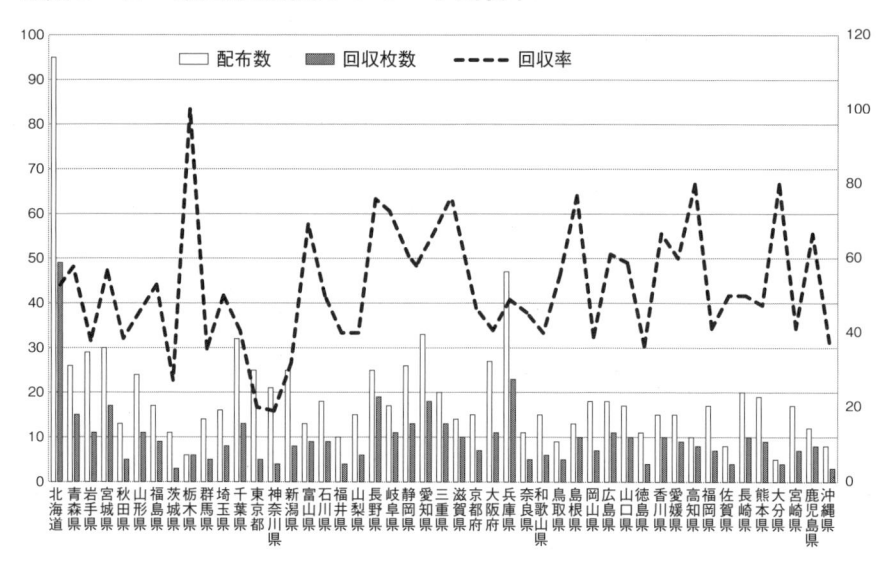

図表5-2　都道府県別のアンケート回収率

を超えており、予想以上の導入率でした。公立病院における人事評価制度はある程度導入されていることがわかりました。さらに今後導入予定の病院も17.4％あり、両者を合わせると約70％にも達しています。現時点で公立病院における人事評価制度の導入は一段落し、今後は制度の運用や活用方法が主たる課題となっていくことが想定されます。

地域別に見ると、

・北海道地区…30.6％

・東北地区…33.8％

・関東地区…63.6％

・中部地区…67.0％

・近畿地区…46.7％

・中国・四国地区…58.1％

・九州・沖縄地区…59.6％

であり、北海道、東北で低いという結果でした。逆に「導入予定なし」は、北海道地区で44.9％、東北地区で29.4％であり、他の地域を大きく上回っ

第5章　公立病院における人事評価制度導入の現状

図表5－3　地区別の人事評価制度導入状況の割合

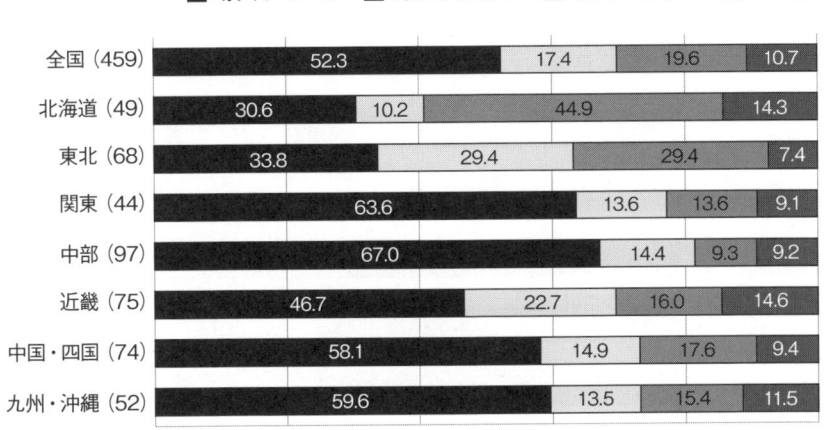

■ 導入している　□ 導入予定あり　▨ 導入予定なし　■ その他

地区	導入している	導入予定あり	導入予定なし	その他
全国（459）	52.3	17.4	19.6	10.7
北海道（49）	30.6	10.2	44.9	14.3
東北（68）	33.8	29.4	29.4	7.4
関東（44）	63.6	13.6	13.6	9.1
中部（97）	67.0	14.4	9.3	9.2
近畿（75）	46.7	22.7	16.0	14.6
中国・四国（74）	58.1	14.9	17.6	9.4
九州・沖縄（52）	59.6	13.5	15.4	11.5

ていることもわかりました（図表5－3）。これまで漠然と、このような状況を想定していましたが、数字となって明白になったことは、今後の対策を講じる場合にも意義があると考えています。

　病院の経営形態別では、「人事評価制度導入している」と回答した割合は、地方公営企業法（全部適用）の病院で59.3％と最も高く、一般に経営の自立度が高いと言われている地方独立行政法人（非公務員型）の病院の50.0％を上回っていました。しかしながら導入予定の病院も加えると、独立行政法人では85～93％と、かなり高い数字を示していました。これは各病院が独立行政法人に移行してからの日が浅く、現在、人事評価制度導入検討中の病院が多いことが想定されます。

　一方、地方公営企業法（一部適用）の病院でも47.0％の病院が人事評価制度を導入済みでした（図表5－4）。人事評価制度を導入しているか否かは、経営形態の違いというより、それぞれの病院の人事評価制度に対する考え方、意識の差と思われます。

　「人事評価制度の導入予定がない病院」と回答した病院に対し、その理

図表5-4　組織形態別の人事評価制度導入状況の割合

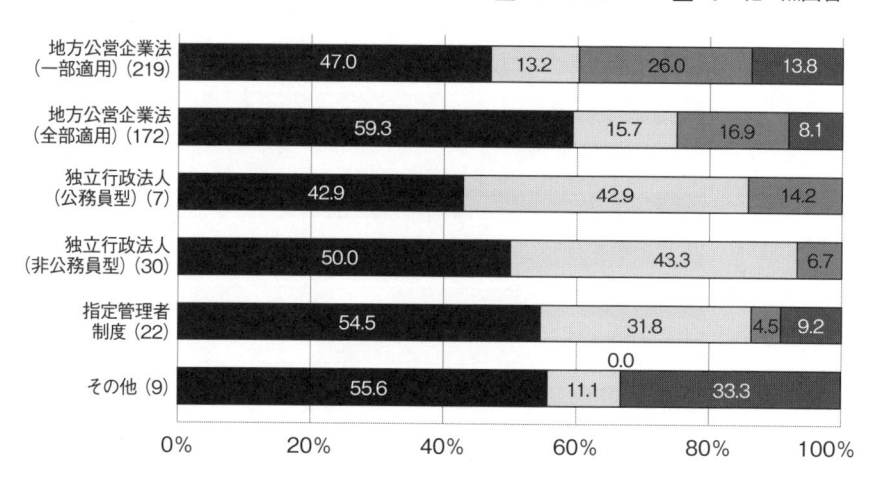

■ 導入している　□ 導入予定　■ 導入予定なし　■ その他・無回答

組織形態	導入している	導入予定	導入予定なし	その他・無回答
地方公営企業法（一部適用）(219)	47.0	13.2	26.0	13.8
地方公営企業法（全部適用）(172)	59.3	15.7	16.9	8.1
独立行政法人（公務員型）(7)	42.9	42.9		14.2
独立行政法人（非公務員型）(30)	50.0	43.3		6.7
指定管理者制度 (22)	54.5	31.8	4.5	9.2
その他 (9)	55.6	11.1	0.0	33.3

図表5-5　「人事評価制度の導入予定がない病院」の理由

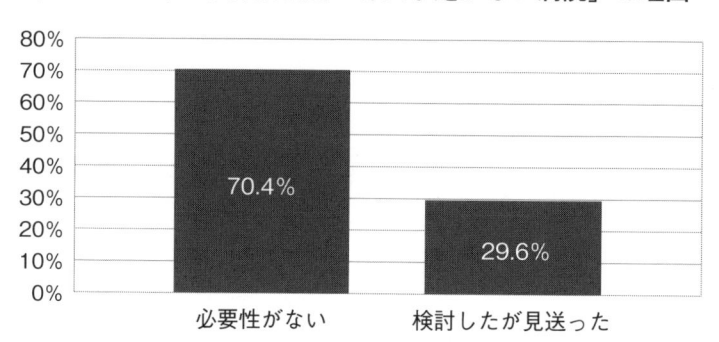

必要性がない　70.4%
検討したが見送った　29.6%

由をたずねた質問では、「必要性がなく検討にも及んでいない」との回答が70.4％と過半数を占め、残りは「検討したが見送った」が29.6％でした（図表5-5）。予想以上に導入が進んでいたとはいえ、まだまだ病院における人事評価制度の必要性については広く認知されていないように思われました。

「検討したが見送った」と回答した病院が、導入を見送った理由は、「処遇反映のための原資確保が困難」が20.7％、「院内で反対意見が多く進め

られない」が10.3％、「条例改正等、付随する手続きが煩雑なため」が6.9％でしたが、実際には「その他の理由」が62.1％で、最も多数を占めていました（図表5－6）。「その他の理由」が具体的にどのようなものなのかは、わかりませんが松阪市民病院の例でおわかりのとおり、院長、事務部長のやる気と根気よく行政側、議会側に対して説明・説得すれば解決できるものだと思います。

（2）病院における職種別の人事評価制度導入状況

「人事評価を導入している」と回答した病院を対象に、「人事評価制度はどの職種を対象としていますか」と、複数回答可でたずねたところ、人事評価制度の対象としている職種は「事務職」が最も高く93.0％、次いで「看護職」が77.4％、「その他の医療職」が75.7％と続き、最も低いのが「医師」で53.1％でした（図表5－7）。この傾向は地域別に見ても同様であり、当初より想定していた「医師」に対する人事評価制度導入の難しさが明白になりました。特に北海道地区における「医師」に対する人事評価制度の導入は33.3％、東北地区においても45.8％と、他の地域を大きく下回っていました。これは今回のアンケート調査で明白となった大きな特徴であり、これらの地域の病院における医師不足と医師人事評価制度導入に何らかの関係があるように思われます。

一方、「事務職」における人事評価制度の導入はいずれの地域においても90％以上と、高い導入率を示していました。本庁事務職に対して人事評価制度を導入している自治体組織が多く、その流れから病院に勤務する事務職も本庁と同様に実施するということが大きく関与しているものと考えられます。しかしながら事務職に対する人事評価制度がうまく機能しているかどうかは不明であり、今後さらなる追加調査を実施し、問題をさらに掘り下げて検討していく必要があります。

（3）人事評価制度における業績評価

人事評価制度を導入している病院を対象に、「業績評価を導入していま

図表5-6 「人事評価制度の導入予定がない病院」での「検討したが見送った理由」

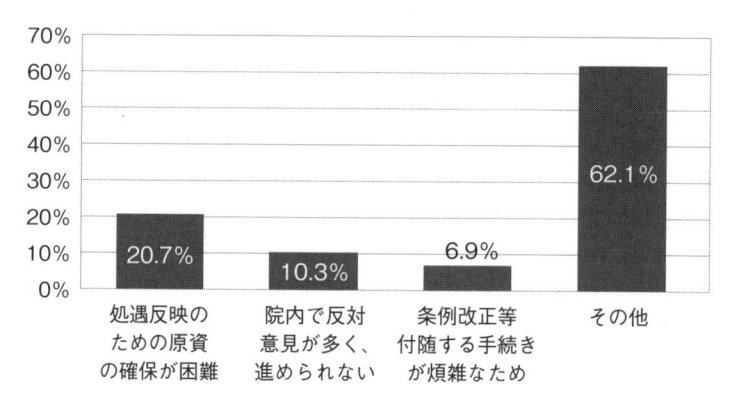

処遇反映のための原資の確保が困難	院内で反対意見が多く、進められない	条例改正等付随する手続きが煩雑なため	その他
20.7%	10.3%	6.9%	62.1%

図表5-7 人事評価制度を導入している職種

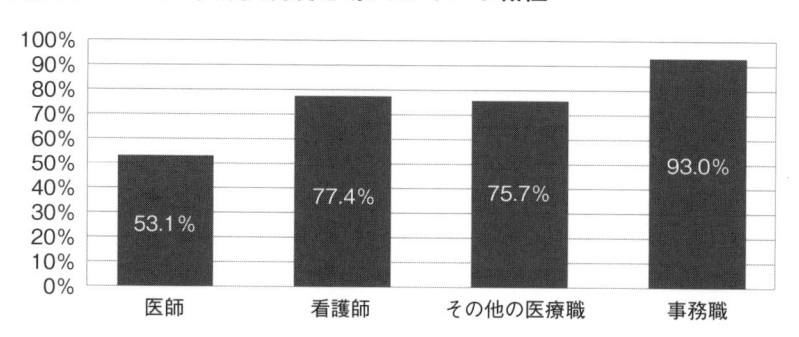

医師	看護師	その他の医療職	事務職
53.1%	77.4%	75.7%	93.0%

すか」とたずねた設問では、「導入している」と回答した割合は65.0％であり、「人事評価制度を導入している」病院の多くは業績を連動させていることがわかりました。さらに「業績評価はどの職種・職位を対象としていますか」という設問（複数回答可）では、「業績評価を全職位で導入している」のは「医師」43.4％、「看護師」50.9％、「その他の医療職」51.6％、「事務職」64.8％でした。いずれの職種も40％を超えており、人事評価制度の導入が困難とされる「医師」に対しても業績評価の対象としていることがわかりました（図表5-8）。中でも「事務職」においては64.8％の病院で業績と人事評価が連動しており、他の職種より高い割合を示していまし

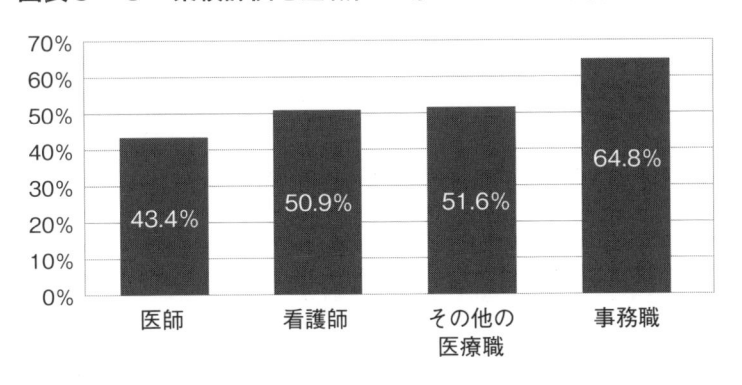

図表5－8　業績評価を全職位で導入している割合

職種	割合
医師	43.4%
看護師	50.9%
その他の医療職	51.6%
事務職	64.8%

たが、これも本庁における人事評価制度にならって適用される場合が多いことが関係していると考えられます。

一方、「医師」に対しては「誰が評価するのか」、「医療の専門性をどこまで加味するのか」など、評価を実施する上での多くの課題があるため、相対的にやや低い割合にとどまったものと考えられます。「医師」、「看護師」、「その他の医療職」における業績評価については、どのような項目を設定しているのかは、さらなる検討が必要です。特に医師に対する業績評価については診療科ごとに、どのような項目を導入しているのか、大変気になるところです。

（4）人事評価の年間実施回数

「人事評価を年、何回実施しているか」という設問では、「年に1回実施している」病院が52.6％と最も多く、「年に2回」が39.1％、「年に3回」が4.8％という順でした（図表5－9）。現状では年1回の人事評価制度実施の病院が大多数のようです。

医師の場合には、所属する大学医局の人事異動の関係もあり、年度途中での転勤もあるため、当院における人事評価制度のように医師には年2回が必要かもしれません。看護師、その他の医療職、事務職では年1回で十分なように思われます。今後改めて、職種による年間人事評価回数に差が

ないか、調査する必要があると思います。

（5）人事評価の結果の活用について

「人事評価制度を処遇に反映していますか」という設問(複数回答可)では、69.7％の病院では何らかの形で人事評価制度を処遇に反映させていましたが、30.3％では処遇に反映させていないことがわかりました。回答の内訳をみると、「賞与に反映」が51.2％、「昇給に反映」が36.5％、「昇進・昇格に反映」が29.5％、「毎月の手当に反映」が1.2％という結果でした（図表５－10）。

図表５－９　年間、人事評価実施回数

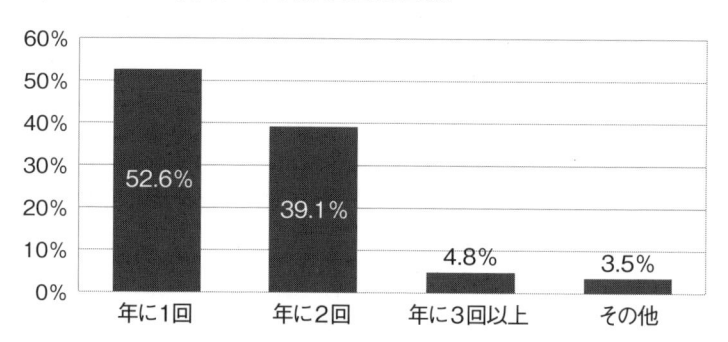

年に1回	年に2回	年に3回以上	その他
52.6%	39.1%	4.8%	3.5%

図表５－10　人事評価制度の処遇への反映

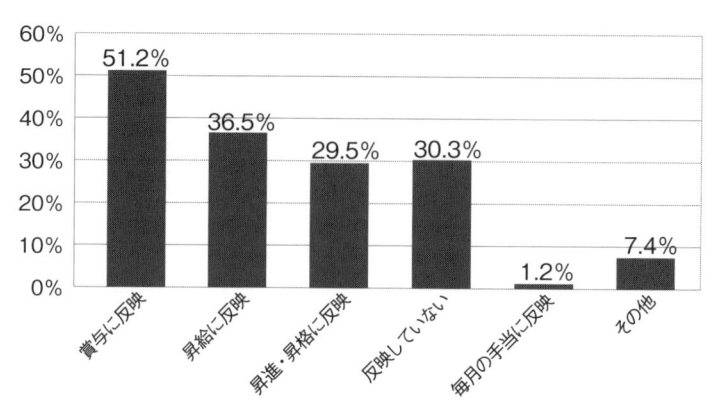

賞与に反映	昇給に反映	昇進・昇格に反映	反映していない	毎月の手当に反映	その他
51.2%	36.5%	29.5%	30.3%	1.2%	7.4%

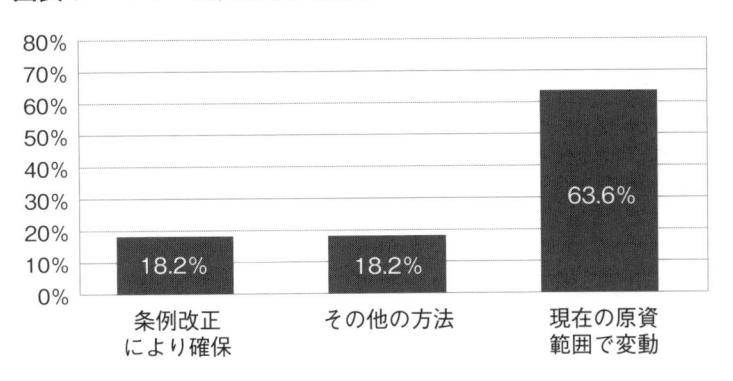

図表5－11　処遇反映の原資

区分	割合
条例改正により確保	18.2%
その他の方法	18.2%
現在の原資範囲で変動	63.6%

　なお、処遇に反映させるための財源は「現在の原資の範囲から拠出する」との回答が全体の63.6％を占め、「議会での条例改正による原資確保」、「その他の方法で原資を確保している」が、それぞれ18.2％で、合わせて40％弱の病院で別途原資を確保していることがわかりました（図表5－11）。「その他の方法で原資を確保している」に該当する方法としては、「評価結果の低い職員と評価結果の高い職員とで、割り当てを変化させて原資を調整する」や「勤勉手当の一部を原資として確保する」など、各病院によっていろいろな工夫が自由記載欄から読み取れますが、やはり原資を確保しておかなければ職員のモチベーション向上にはつながらないと思います。手続きが煩雑ではありますが、事務職の努力により原資の確保について、行政側、議会側からも、理解が得られるように、働きかけることが必要であると思います。

（6）人事評価制度の導入目的

　「人事評価制度を導入された理由を教えてください」という設問(複数回答可)に対しては、予想していたように「人材育成」が71.7％、「職員の意識改革」が70.4％、「組織の活性化」が46.3％と高い回答率を示し、そのほかの選択肢はいずれも30％未満でした（図表5－12）。ただ、実際には「本庁の方針に準じて」という理由が多いように思われます。また、

図表5－12　人事評価制度導入の目的

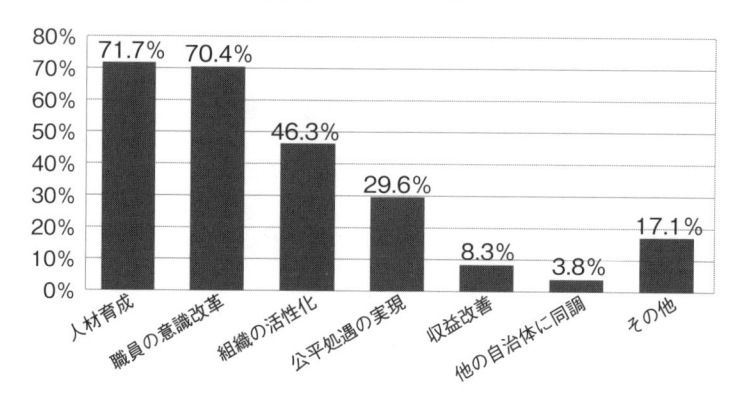

- 人材育成: 71.7%
- 職員の意識改革: 70.4%
- 組織の活性化: 46.3%
- 公平処遇の実現: 29.6%
- 収益改善: 8.3%
- 他の自治体に同調: 3.8%
- その他: 17.1%

図表5－13　人事評価制度導入による成果

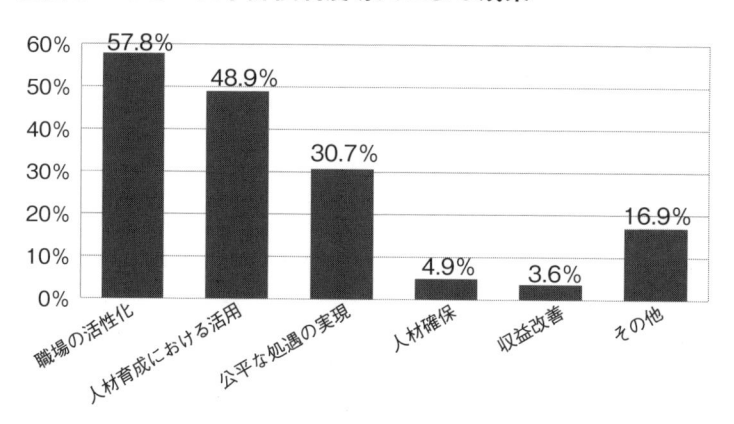

- 職場の活性化: 57.8%
- 人材育成における活用: 48.9%
- 公平な処遇の実現: 30.7%
- 人材確保: 4.9%
- 収益改善: 3.6%
- その他: 16.9%

中には「病院機能評価を受審するため」という理由を自由記載欄に記している病院もありました。一部の病院においては、本来の人事評価制度導入目的からは、多少ずれているように見受けられました。

（7）人事評価制度の成果と結果のフィードバックについて

「人事評価制度を導入してどのような成果がありましたか」という設問（複数回答可）では、「職場の活性化」が57.8％、「人材育成における活用」

が48.9％で、おおむね半数の病院においては、当初の人事評価制度導入の期待に沿った効果が得られていました（図表5－13）。一方、「人材確保」は4.9％、「収益改善」は3.6％と低く、松阪市民病院での結果と異なるように感じられました。大部分の病院では人事評価制度を導入してからまだ日が浅く、「いまだ成果が不明」という答えが自由記載欄で複数の病院から見られており、今後ある程度年数を経てからの再調査が必要と思われました。

「人事評価制度のフィードバックは行っていますか」という設問に対しては、38.9％が「行っていない」と回答しています。本来、人事評価制度による人材育成や組織の活性化を行うには、フィードバック面接等の場を通じて人事評価制度の結果を組織の上司と当事者の間で共有し、動機付けや意識啓発を行うことが重要です。フィードバックを行っている割合が低かったということは、一部の病院においては人事評価制度が本庁からの指示によるもので、形式化している可能性があるのではないかと思われます。この事実から病院における人事評価制度の運用については、今後さらなる改善が必要と考えられます（図表5－14）。

（8）人事評価制度の導入における第三者機関の活用について

「人事評価制度の導入に当たり、第三者機関（コンサルティング会社等）を活用したか」、という設問に対しては、人事評価制度を導入している病院のうち、31.4％が「人事評価制度導入に当たり第三者機関を活用した」と回答し、「セミナー等で情報収集をして内部で導入した」（22.9％）を上回っていました（図表5－15）。

当院での経験からも、どの病院でも人事評価制度の導入は初めてのことでしょうから、病院において人事評価制度を導入した実績のある第三者機関の協力を得ることが成功のポイントのように考えています。その分、費用はかかったとしても、経験豊富な第三者の支援を得ることが、この制度を軌道に乗せ、成功させる近道でしょう。当院においても、すでに述べてきたように平成18年4月の医師人事評価制度導入に始まり、看護師人事

図表５－１４　人事評価結果人事評価結果のフィードバック

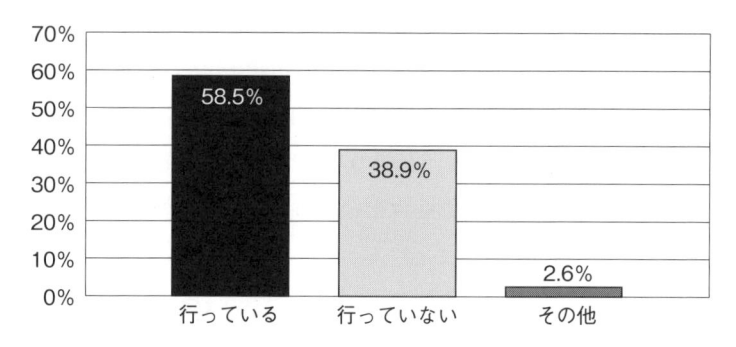

- 行っている: 58.5%
- 行っていない: 38.9%
- その他: 2.6%

図表５－１５　人事評価制度導入における第三者機関の活用

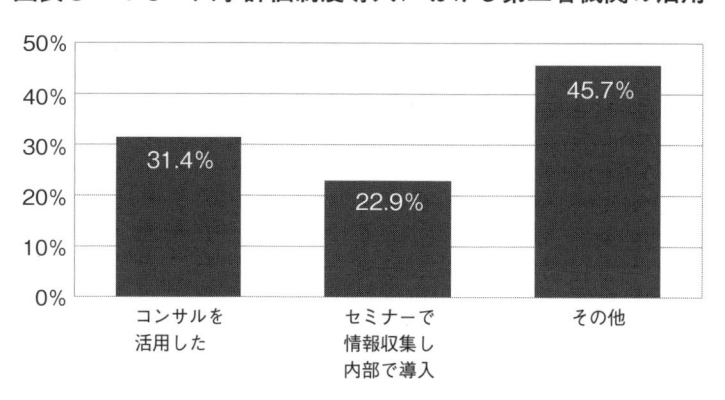

- コンサルを活用した: 31.4%
- セミナーで情報収集し内部で導入: 22.9%
- その他: 45.7%

評価制度の導入、コメディカル職員の人事評価制度導入、そして現在に至るまで、日本経営戦略人事コンサルティング社に大いに貢献していただいています。

（９）人事評価制度の見直しについて

「人事評価制度の見直しを検討していますか」という設問に対しては、人事評価制度を導入している病院のうち、「１年以内に見直しを検討」が8.5％、「半年以内に見直しを検討」が7.1％、「２年以内に見直しを検討」が3.3％、「２年以上先に見直しを検討」が1.9％であり、「考えていない」という回答が56.1％と最も多いという結果でした。多くの病院では一度、

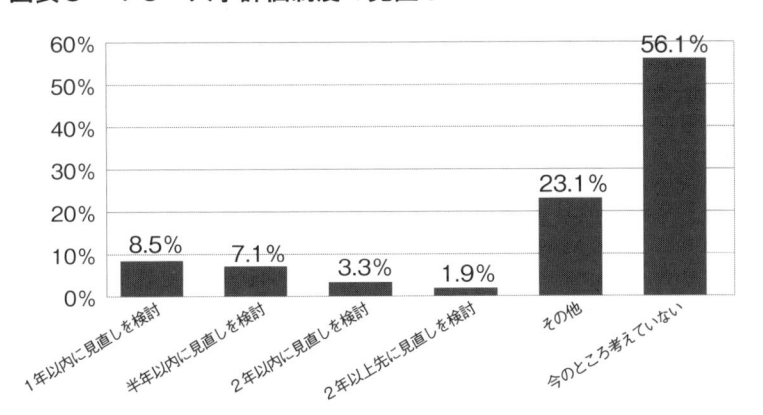

図表５－１６　人事評価制度の見直し

区分	割合
1年以内に見直しを検討	8.5%
半年以内に見直しを検討	7.1%
2年以内に見直しを検討	3.3%
2年以上先に見直しを検討	1.9%
その他	23.1%
今のところ考えていない	56.1%

　人事評価制度を導入した後は、制度を維持するだけであることがわかりました（図表５－16）。完璧な人事評価制度というものは存在しないというのが私の個人的な考えであります。現状に甘んじることなく、さらに良い制度に改善していこうとする姿勢が重要だと思います。完璧な制度は存在しないからこそ、より完成した形に近づけていくために絶えず検証していくという考え方が必要不可欠でしょう。

(10) 人事評価制度導入に際して苦慮した点

　「人事評価制度の導入において、どのようなことを苦慮されましたか」という設問に対して自由記載形式で答えていただいた中で多かった意見は、評価項目の内容、設定、評価者の基準、職員や組合員への説明、特に医師への説明、評価者の教育、研修などでした。人事評価制度導入について経験がない病院が多く、導入後もいろいろな問題があることが浮き彫りになりました。

　今回、公立病院における人事評価制度の導入状況についてのアンケート調査を実施したところ、意外にも導入している病院が多いことには、いささか驚かされました。しかしながら実際に人事評価制度が有効に機能して

いるかどうかは、疑問が残ります。また、病院、特に公立病院に勤務する職種に対する人事評価制度の導入にはいろいろ困難な部分があることも分かりました。今後は各職種により詳細なアンケート調査を再度実施し問題点を明らかにしていきたいと考えています。

　巻末に今回の公立病院における人事評価制度の導入に関するアンケート調査用紙（資料5）とその調査結果（資料4）を掲載いたしておりますので、参考にしていただきたいと思います。

　今回の公立病院人事評価制度のアンケート調査にご協力いただきました各病院の事務職の方々には、この場をお借りいたしまして御礼申し上げます。

　また今回の人事評価制度アンケート調査のデータの分析に関しまして、ご協力いただきました、日本経営戦略人事コンサルティング社の代表取締役、井上陽介氏、次長、江畑直樹氏、主任、大城夢河氏に、心より御礼申し上げます。

第6章

公立病院における人事評価制度導入の実際

1 人事評価制度の構築

　病院において人事評価制度を導入する際に重要なことは、医師職とそれ以外の職種については分けて考えるということです。

　松阪市民病院では、最初に医師の人事評価制度を導入し、その後、看護職、他の職種といったように進めていきましたが、一般的には医師を最後にするというケースが多いと思われます。その理由の1つは、医師職は他の職種と比較して極めて専門性が高く、職務における裁量権など、特殊性が強いからです。しかし、組合がある病院の場合、医師は非組合員となっていることが多く、そのため最初、医師に導入し、状況を確認しながら、他の職種に拡大していくというケースもあります。

（1）人事評価制度の目的

　人事評価制度を導入する際、最も重要なことの1つが「目的の明確化」です。

　例えば、①モチベーション向上、②適正報酬決定のため、③能力開発のため、④減給のため—といったことが挙げられます。ただし、④の減給については、それが目的として前面に出るのではなく、運用の結果として、能力、仕事内容等と比較して高すぎる給与を適正化するということになります。

　人事評価制度を導入するとなると、職員の中には仕事がしにくくなる、そして減給されるのではといった疑心暗鬼にとらわれる人も出てきます。しかし、人事評価制度はあくまで職員のために導入するのであり、経営改善の結果として、その収益の配分もあることをきちんと説明する必要があります。

　導入目的としては、例えば医師の場合、仕事の実績に報いることで、①モチベーション向上、②行動変容を促し、これらを通して地域医療の質及び業績向上を目指すとします。一方、他の職員に対しては、病院が掲げる

理念に近づけていくための評価項目を設定し、①人財育成、②定着率向上を図り、③これらを通して組織力の向上を目指すといったことになります。

(2) 進め方のポイント

人事評価制度を上手に進めていくには、先に紹介したように、まず目的を明確にすることが重要になります。そして、実際に制度設計や、職員に対して説明を行うことになりますが、基本は「情報公開」にあります。ある日、こつ然と人事評価制度の項目が出来上がっていて職員に提示され、運用が始まるというのではなく、まずは徹底して職員と話し合います。図表6－1は、人事評価制度が成功する、あるいはうまくいかない理由について紹介したものです。

図表6－1　人事評価制度成否のポイント

	成功するポイント	失敗する場合の特徴
目的	・人材育成や努力に報いる等、職員にとってプラスに働きかける人事制度となっている	・管理することだけを目的としている ・評価を処遇で差をつけることが処遇削減に向かうものとなっている
進め方	・導入まで、ある程度の時間をかけ、現場の理解を得ながら進める →説明会、ヒアリング	・説明機会が少ない、トップダウン型
制度	・病院の職員に対する期待が込められている ・現場の（病院への）期待が込められている ・現場の実状にあった制度の中身になっている →病院の指針に基づいたオリジナルの人事制度	・他病院の追随・模倣 ・現場の実状にあっていない
フィードバック	・結果に対するフィードバックがある →面接制度を導入	・評価を実施するだけで、フィードバックがない
制度の運用	・制度導入後の検証を重視 ・各種研修やトライアル（見直し）を実施し病院にフィットする制度となるよう進めている	・制度導入が目的化し、導入後のフォローがない ・トライアル（見直し）をしないまま、上手くいかないとすぐに諦める

■**目的**…人財育成、あるいは職員の努力に報いるなど、職員にとってプラスに働きかける人事制度であること。

職員のためではなく、管理する側のツールとして導入する、あるいは職員の給与を削減することが処遇の格差をつけることになるといった、職員にとってマイナス面が前面に出てくるような目的の設定ではうまくいきません。

■**進め方**…導入までは、ある程度の時間をかけて、現場の理解を得ながら進めていきます。説明会を頻繁に開催するとともに、職員に対して徹底的なヒアリングを行います。もし、影響力のある医師などが、導入前に反対を強く打ち出してしまうと、スムーズな導入は望めません。こういった職員に対しては、特に粘り強くヒアリングを行い、その過程で賛成派に引き込む努力が求められます。

職員への説明がない、あるいは十分な職員へのヒアリングを行わず、強引にトップダウンで導入しようとすれば、間違いなく職員からの反発が出てきます。

■**制度**…制度設計の際、重要なことは、病院の期待、病院にとって望ましい人財像が明確になっていることです。そして、そういう職員に育ってもらいたいという病院の強いメッセージが込められていることが重要です。同時に、現場の病院に対する期待も込められたものでなければなりません。また、それぞれの病院によって職場に違いがあります。病院の実情に合った制度の中身になっていることも重要です。したがって、制度はそれぞれの病院の指針に基づいたオリジナルの人事制度であることが望ましいといえます。

しかし、専門家でない限り、一から人事評価制度を構築していくことはかなり困難な作業になります。そこで、例えば、情報公開されている松阪市民病院の人事評価制度をモデルとして、まず導入してみるというやり方もあります。ただし、その際は、運用面で特に留意し、時間も十分にかけ

ることをお勧めします。
　病院によって、機能、規模、職員数、そして地域における立場や期待されているものも、それぞれ必ず違いがあります。その病院の特色を取り込んだ人事評価制度が望ましいということを考えると、やはり苦労してもオリジナルなものに取り組むべきといえるかもしれません。

■フィードバック…人事評価制度では、評価に対するフィードバックが欠かせません。基本的な目的の1つに人財育成、能力開発という項目がありましたが、評価しっぱなしでは、成長の機会をつぶしてしまうことになります。仮に望ましい評価でなかったとしても、必ずフィードバックを行います。
　よい評価の場合は、さらに上位を目指せるよう、また望ましい評価でなかった場合は、なぜそうなのか、そしてどう取り組めば向上していけるのかを、時間がかかるとは思いますが、必ず上司は部下に向き合って取り組むことが必要です。例えば、医師は事務方に耳をなかなか傾けてくれないということがあるとすれば、それは上司の医師からきちんと時間を取ってフィードバックしてもらうようにします。

■制度の運用…人事評価制度を導入した場合、一定の期間が経過後、必ず制度導入の検証を行います。
　また、本格的な導入前に、トライアル、試行の期間を設けることも、制度をスムーズに導入するポイントの1つです。この試行を繰り返しながら、あるいは実際の制度導入後も、必ず検証、見直しを行い、徐々に組織にフィットした制度に作り変えていくことが求められます。

2 人事評価制度の体系

　人事評価制度自体は、目新しいものではありません。一般企業ではかなり以前から導入されていました。しかし、病院における人事評価制度は、職種、職場の特殊性から、なかなか実効あるものとしては取り入れられていなかったというのが現実でしょう。仮に、人事評価制度を導入しているといっても、評価基準が能力評価や規律性、積極性、協調性といった旧来の項目での評価となっているケースが多いと思われます。

　しかし、繰り返しますが、病院という職場は、多くの国家資格の職員が集団でサービスを提供し、そのトップに医師がいるという特殊な職種集団です。これらを踏まえ、私たちがお勧めしたい評価項目を以下に紹介していきます。

(1) 医師以外の職種

　評価の種類は3つになります。

■**行動評価**…日常の実践レベルを評価するもので、被評価者へのフィードバックも比較的容易にできます。本人としても、自分の成長のステップが確認しやすいという利点があります。ただし、スキルの判定が総合的に流れやすいという欠点もあり、具体的な判定が難しくなる場合もあります。

■**目標達成度評価**…当初に設定した目標に、一定期間後に到達できたかどうかを判定するものです。ただし、具体的な目標の設定には、上司の力量も問われることになります。また、目標の難易度の設定が難しく、職員が評価の結果に不公平感を持ってしまうこともあります。しかし、人財育成のツールとして上手に活用すれば、大きな成果が期待できます。

■**職務遂行レベル評価**…年次や経験に基づいた一定のスキルが獲得できているかどうかを判定します。具体的な内容であり、評価は比較的簡単です。

しかし、項目設定の際、業務の洗い出しが膨大な量になってしまうこともあり、設定までには多くの時間を費やしてしまうこともあります。また、この評価ではスキルの評価はできますが、意欲や勤務態度、あるいは部下の能力を評価することは難しいという面もあります。

多くの自治体立病院の看護部では、クリニカルラダーの導入が進んでいると思われます。おそらく、人事評価制度の導入で、職務遂行レベルの評価を行うことになった場合、看護部からは、クリニカルラダーとの違い、あるいはクリニカルラダーによる評価で十分だといった声が上がるかもしれません。しかし、クリニカルラダーは看護職における教育が目的となって行われているものであり、多少似通ったところがあるかもしれませんが、評価のためのツールとは違うという面もあります。

上記の3つの評価を同時に行うことが理想的ではありますが、一度には難しい、あるいは時間をかけて少しずつ馴らしながら導入したいというのであれば、まずは、行動評価からの取り組みが望ましいといえます。

この行動評価は、実際に行っている、行動として表していることが評価されることになるので、仮に能力があって十分できるとわかっていても、行動に示されていなければ評価されません。

図表6-2は、行動評価の内容ですが、まず、各病院の医療理念、あるいは経営理念といった理念やビジョンの実践につながる項目があります。次いで、基本実践項目として、病院の職員として共通に求められる項目があります。そして専門実践項目は、看護であれば看護の、リハビリであればリハビリ部門の職員として、その専門性に係る項目があります。最後に、管理職を対象としたマネジメント実践項目となります。

図表6-3は、行動評価の項目のサンプルです。ここでは、4つの内容について、その着眼点と定義を示しており、それぞれレベル-1からレベル3までの5段階で評価するようになっています。

図表6−2　行動評価の内容

行動評価：能力があっても発揮（行動）されなければ、できているとは評価しない

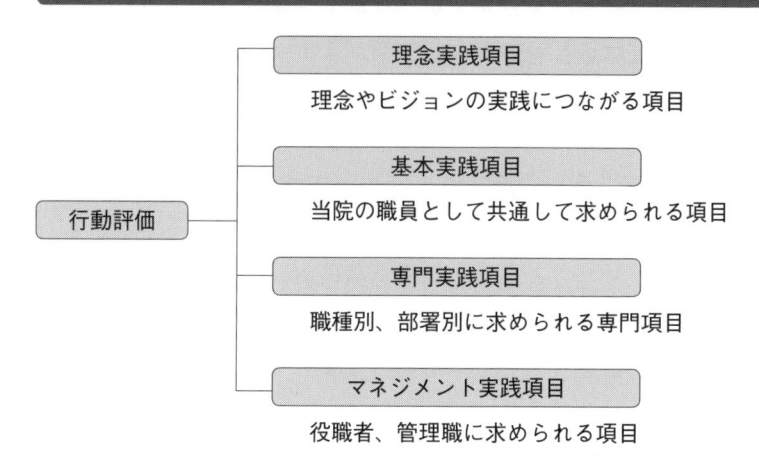

行動評価
- 理念実践項目
  理念やビジョンの実践につながる項目
- 基本実践項目
  当院の職員として共通して求められる項目
- 専門実践項目
  職種別、部署別に求められる専門項目
- マネジメント実践項目
  役職者、管理職に求められる項目

（2）医師職

　医師職を他職種と別にするというのは、病院の中で医師が特殊な立場にあることを考慮してのことです。周知のように、医師法によって医師は他職種に対し、医療上の指示を出す立場にあり、主として病院の売り上げを構成するのは医師の行動によるという状況があります。もちろん、看護にもリハビリにも、そして薬剤などそれぞれの部門に、それぞれの行為を直接評価する診療報酬点数はあります。しかし、それは全体から見ればごく一部であり、また多くが医師の指示に基づくという状況でもあり、仕事量の調整が難しいこともあります。

　したがって、数字で業績評価ができるのは、医師であるといえますが、その一方で、数字が前面に出すぎてしまうと、「お金のため」という受け止め方も出てきて、否定的にとらえられる恐れもあります。

　そこで、医師の評価を行う際には、BSC（バランストスコアカード）の手法を活用します（図表6−4参照）。

　BSCによる医師評価の最終目的である、「質の高い医療サービスを実現、

図表6-3　行動評価の項目

評価項目	着眼点・定義	レベル-1	レベル0	レベル1	レベル2	レベル3
ルールの遵守	決められた規則に基づいて行動しているか	決められた規則を守らず、周囲に迷惑をかけている	周囲に迷惑はかけないが、決められたルールを守らないときがある	決めた規則を守っている	決められた規則を守るだけでなく、臨機応変に対応している	
患者志向	患者の立場に立ったアプローチができているか	自分の都合を優先し、患者を後回しにしている	時に自分の都合や業務を優先してしまうこともあるが、普段は患者優先で行動している	患者の要望や要求に応えられるように最善を尽くしている	患者の要望や要求を予測し、提案するなど、自ら働きかけている	困難な患者の要望や要求であっても、本人の気持ちを踏まえ、最善の提案をしている
チームワーク（協調性）	チームでの取り組みを実践し、協力体制を築いているか	チームのメンバーに協力せず、チームワークを乱している	依頼があれば協力している	チームの一員として他者と協力しながら自分の役割を果たしている	チームの一員として主体的に関わり、自分の範囲を超えた協力をしている	チームメンバーを支援しながら、チーム全体のレベルアップに貢献している
責任感	自分の担当業務に責任を持ち、仕事や役割をやり遂げているか	担当業務に漏れや未達が多く、業務に支障が出ている	時として上司や先輩のフォローを必要とすることもあるが、担当業務を何とかやり遂げている	担当業務は独力で適切な期限や内容でやり遂げている	通常業務の範囲を越えるようなことや本人にとって難しい内容であっても、与えられた役割を果たすために手を尽くしてやり遂げている	担当業務だけでなく、部署全体の業務に気を配り、部署全体の業務が効果的に進むように働きかけている

地域医療に貢献する、病院としての目標・方針を達成する」に対し、①経営貢献の視点、②患者貢献の視点、③能力開発の視点、④チーム医療の視点—といった４つの視点から評価していくことになります。

　図表６－５は、前記の具体的な内容を示したものです。これも、病院の規模、機能等によって変化していきます。例えば、経営貢献の視点では、新入院患者数、受け持ち患者数、平均在院日数や病床稼働率など、定量的な項目が挙げられています。病院の機能によって、患者１人１日当たりのおおよその単価は決まってきますので、患者さんを１人増やすというのは、それだけ病院の売り上げを押し上げることになります。

　また、患者の視点では、主として定性的な評価となりますが、患者満足度（おおむねアンケートでの評価となりますが、往々にして患者による人気投票のようになったり、正直な回答が出てこなかったりすることもあるので留意が必要です）、患者さんへの説明力、身だしなみといった項目があります。

　チーム医療の視点では、他職種との連携、他職種への指導、医師同士の連携や院内ルールの遵守、委員会の運営といった定性的な項目となります。

　さらに能力開発の視点では、学会発表、論文発表件数などが評価の対象となってきます。

　ただし、医師の実績を評価する場合、難しい面も少なくありません。
　以下のような問題点もあります。

■実績評価の課題
　①複数の医師がかかわった場合、按分ルールの設定が難しい
　　…医業利益や収益の個人別勘定が簡単でない
　②診療科ごとの実績値の比較が難しい
　③売上や利益を上げにくい診療科の実績指標設定が難しい

　厳密に医師個人の業績評価を出すことは簡単ではありません。特に、現在はチーム医療として、多くの職種だけでなく、診療科間の連携も重視さ

図表6−4　BSCの手法を用いた医師人事評価制度の体系

```
                    ┌─────────────────┐
                    │  経営貢献の視点  │
                    │  ・業績達成      │
                    │  ・行事、委員会等の参加 │
                    │  ・診療録の記載　など │
                    └────────┬────────┘
                             ↓
┌──────────────┐    ╭─────────────╮    ┌──────────────┐
│ チーム医療の視点 │    │ 質の高い医療  │    │  患者の視点   │
│ ・医師間の連携   │ → │ サービスの実現│ ← │ ・患者対応    │
│ ・他部署との連携 │    │ 病院目標・    │    │ ・患者満足度  │
│ ・病診、病病連携 │    │ 方針の達成    │    │ ・インフォームドコンセント │
│　　　　　など    │    ╰─────────────╯    │　　　　　など │
└──────────────┘              ↑         └──────────────┘
                    ┌─────────────────┐
                    │  能力開発の視点  │
                    │  ・論文発表      │
                    │  ・学会発表      │
                    │  ・勉強会の実施　など │
                    └─────────────────┘
```

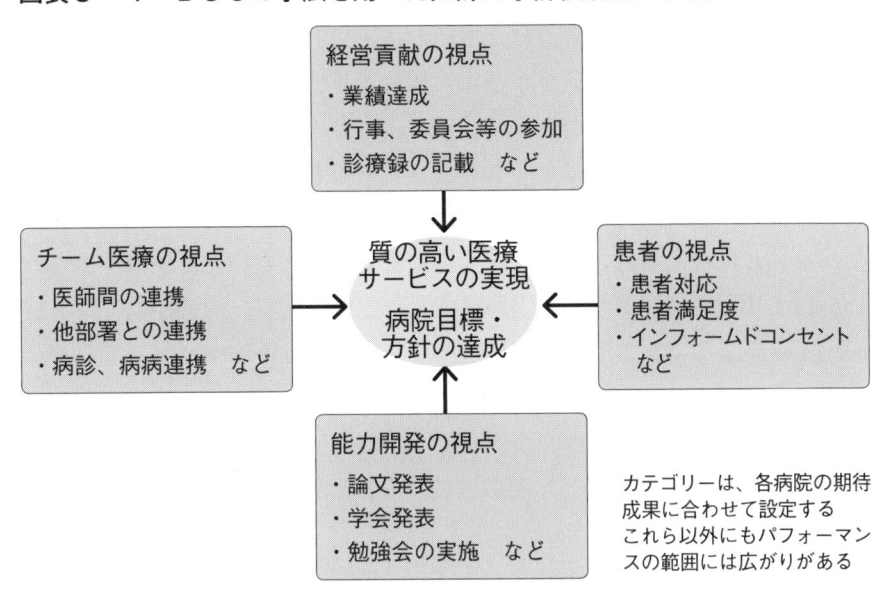

カテゴリーは、各病院の期待成果に合わせて設定するこれら以外にもパフォーマンスの範囲には広がりがある

図表6−5　4つの視点における評価内容（例）

経営貢献の視点　主に定量（業績）評価

　新入院患者数　受持患者数　紹介患者数　逆紹介患者数
　平均在院日数　病床稼働率（利用率）
　手術件数　検査件数　売上　利益　　…等々

患者の視点　主に定性評価

　患者満足度　患者への対応　説明力
　問題解決の取り組み　身だしなみ　　…等々

チーム医療の視点　主に定性評価

　他職種との連携　他職種への指導　他職種の活用　医師同士の連携
　呼び出しへの対応　専門外の患者への対応
　院内ルールの遵守　委員会の運営　病院方針への参画　増患への協力　…等々

能力開発の視点　主に定性評価

　学会発表　論文発表　学習に対する取り組み　　…等々

れますので、どこにどれだけ配分するかは難しくなってきています。また、放射線科や麻酔科などは点数はそれぞれ設定されていますが、治療行為の過程での一局面を担うに過ぎません。極めて重要な役割である一方で、評価がしにくいのです。したがって、個々の医師の業績で給与を設定していくというのは、現実的ではなくなってきていると言えるかもしれません。

　一方、成果報酬に対する考え方ですが、仮に「実績によって給与が勘案される」となった場合、極端には「実績がすべて」といった誤解を生みだしかねません。当然ですが、実績に応じたといっても、評価が高くなれば満足度は高まるでしょうが、仮に低くなった場合は不満がたまってしまいます。

　したがって、業績評価は、あくまで「評価の一部」であり、すべての評価となるものではないことを確認しておくことが望ましいと言えるでしょう。

　図表6－6は、業績評価の例を挙げています。具体的な数字が示されていますが、問題はこのような数字を設定する際の手続きです。

　先ほど、診療科によっては売上（数字）で評価しにくいところもあると述べましたが、同様に、診療科によっては評価のポイントが違ってくることもあります。例えば、心臓血管外科でオペの件数が多いところと、心療内科の医師の医療行為は全く違ってきます。そこで、この評価項目を設定する際には、各診療科の科長など、責任者へのヒアリングを徹底することです。必ず評価のポイントは違ってくるはずです。その上で、院長、副院長といったトップが、全体を見渡して項目の最終決定を行うべきでしょう。図表6－7は、700床規模の急性期病院における診療科ごとの業績評価項目の一部です。

■多面評価の重要性

　人事評価には、業績評価のように定量的に評価できるものと、定性的な評価であるものが混在します。そこでは、「誰がどのように評価するか（したか）」が重要な視点になります。一般的には上司の評価、そして医師の

第6章 公立病院における人事評価制度導入の実際

図表6－6　業績評価の目標数値（例）

1. 入院収入必要額　　　　　単位：円

	目標
目標入院収入額	2,524,000,000

病床数
200床

2. 入院収入増加への必要数　　　単位：円、人

	入院平均単価	必要患者数	1日平均患者数	稼働率
全体	39,000	64,718	177.3	88.7%

前年度稼働率
78.9%

3. 入院患者数昨年実績

	延患者数（月）	1日平均患者数	平均単価	平均在院日数	医師数	新入院数（月）	医師1人当たり新入院数（月）	医師1人当たり受持患者数
全体	4,800	157.8	39,000	16.0	22	300.0	13.6	7.2

4. 目標入院患者数

	延患者数（月）	1日平均患者数	平均単価	平均在院日数	医師数	新入院数（月）	医師1人当たり新入院数（月）	医師1人当たり受持患者数
全体	5,393	177.3	39,000	16.0	22	337.1	15.3	8.1

5. まとめ

	医師一人当たり新入院数			医師一人当たり受持患者数
	月	週	日	日
前年実績	13.6	3.4	0.5	7.2
目標	15.3	3.8	0.5	8.1
目標との差	1.69	0.42	0.06	0.89

図表6-7　業績評価の設定例（700床規模病院の例）（一部抜粋）

1	脳神経外科	外来患者数	個人	30%
		手術件数	チーム	40%
		手術件数	個人	30%
2	整形外科	外来患者数	個人	20%
		入院患者数	個人	40%
		手術件数	チーム	40%
3	消化器内科	入院患者数	個人	40%
		内視鏡検査・処置数	個人	30%
		エコー・レントゲン処置・治療数	チーム	30%
4	腎臓内科	入院患者数	個人	40%
		外来患者数	個人	40%
		透析回数	チーム	20%
5	神経内科	入院患者数	個人	40%
		脳血管障害入院患者数	個人	30%
		外来難病管理・てんかん指導管理オーダー数	個人	30%
6	血液内科	外来患者数	個人	40%
		入院患者数	個人	30%
		研修医教育と学術活動	チーム	30%
7	小児科	入院患者数	個人	40%
		外来患者数（救急外来も含む）	個人	40%
		研修医教育・学会・論文発表・委員会・対外活動	個人	20%
8	泌尿器科	外来患者数	個人	20%
		入院患者数	個人	20%
		手術件数	チーム	60%
9	外科 乳腺・内分泌外科	手術件数	チーム	60%
		紹介・逆紹介患者数	個人	20%
		外来化学療法件数	個人	20%
10	産婦人科	外来患者数	個人	30%
		手術件数	チーム	30%
		分娩数	チーム	40%

場合は患者の評価ということになりますが、ここでのポイントは、多面評価、他職種や他部門からの評価をいかにうまく導入するかということです。この多面評価を行うことで、評価の多様性や客観性が確保できることになります。

例えば、医師の評価については看護師が最もよく見ているということがよく言われます。そのほか、先ほどのBSCの視点で考えた場合の評価者選定の例を図表6－8に紹介しておきます。

図表6－8　"4つの視点"を定性評価に落とし込んだ場合の評価者選定の例

	評価手法	参考データ
患者の視点	患者評価、多面評価	患者アンケート、投書箱　等
チーム医療の視点	多面評価	上司、院長、事務長、看護部長、薬剤科長　等
経営貢献の視点	トップ評価	ベンチマークデータ、自院過去データ
能力開発の視点	事務による評価	客観的な記録、複数による定性評価

3 プロジェクトの進め方

　人事評価制度を導入するに当たっては、大きくは2つのフェイズに分けられます。
　第一は、制度設計のフェイズです。制度については、それぞれの病院オリジナルなものが望ましいと述べましたが、他院の事例をまねて導入するところからスタートさせることもあります。例えば、松阪市民病院では詳細な情報公開をされているので、まず松阪市民病院の例をモデルとして導入に取り組むことも可能です。その場合は、制度設計自体にはそれほどの時間はかかりません。制度は、運用していく中で修正することができるからです。
　ただし、次の段階である、制度導入準備フェイズでは、十分な時間を取ることが重要です。公立病院の場合は、「改革プラン」という強制力があるので、病院によってはそれほど時間をかけることができないという状況があるかもしれません。しかし、導入準備には、最低1年程度はかけることが、制度をうまく回していくポイントといえるでしょう。
　図表6-9～12では、導入までのスケジュールプランのいくつかを紹介しています。そして、大事なのは医師評価を行う際には、プロジェクトメンバーには必ず医師をメンバーとして入れることです。例えば、外部の専門のコンサルタントを入れて、評価項目や運用案を作ったとしても、それをそのまま医師の評価として導入しようとすると、多くの場合大きなハレーションを起こしてしまいます。松阪市民病院のケースでは、トップである院長自らがメンバーとして参加されていましたが、一般的には副院長をプロジェクトリーダーとして進めていくといったケースが多いと思われます。
　評価項目については、先に紹介したように各診療科のヒアリングを徹底することが重要と指摘しましたが、導入に際してとりわけ重要になってくるのが、試行の期間です。評価項目を策定して、直ちに導入というような

第6章　公立病院における人事評価制度導入の実際

乱暴なことは厳禁です。必ず試行、つまり評価やフィードバックといった行為は行っても、それを処遇等に反映させない期間を設けるということです。可能であれば数回、トライアルしてみることが望ましいと考えます。

さらに、病院の事務職が単独で、人事評価制度プロジェクトの事務局を担当するのではなく、外部のコンサルタントを導入するという方法も、メリットが少なくありません。これについては、以下のようなメリットが考えられます。

①多くの事例を持っている。他院の事例を紹介することで、職員の納得性が高まる。
②客観性を担保できる。
③専門性がある。
④職員に対する説得性が高い。
⑤導入の際のスケジュール管理ができる。

仕事の傍らですべてを進めることができるというほど、人事評価制度は簡単なものではありません。その組織の将来を左右する、表現を変えれば、その病院の経営改善、組織活性化を左右するものです。しかし、うまく運用すれば、これほど病院組織を変えてくれるツールもありません。

ぜひ、十分検討の上、導入に取り組んでください。

図表6-9　目的別導入スケジュール案

○院内の状況（業務量と人員体制、改革に対する機運など）を踏まえた無理のない制度設計、導入準備のスケジュールを組むことが重要
○制度設計プロジェクトは並行しないほうが望ましい

	6カ月（単位）→	12カ月	18カ月	24カ月	30カ月	36カ月
職員先行導入スケジュール			医師評価	医師報酬	医師人事評価制度導入準備	
	職員評価	職員報酬	職員人事評価制度導入準備		本格導入orトライアル継続	
医師先行導入スケジュール	医師評価	医師報酬	医師人事評価制度導入準備		本格導入orトライアル継続	
			職員評価	職員報酬	職員人事評価制度導入準備	
トライアル評価重視スケジュール	医師評価		医師報酬			
		職員評価		職員報酬	医師・職員　評価（報酬）制度導入準備※	

※評価制度設計終了時点では制度評価のみ導入準備を行う。報酬制度設計後両者の導入準備を行う。

図表6-10　職員先行型スケジュール案

		1年目（4月〜）											
		4	5	6	7	8	9	10	11	12	1	2	3
医師評価	主要医師に対するヒアリング及び報告会												
	医師人事評価制度設計												
	人事評価運用ルールの検討												
	人事評価制度運用マニュアルの作成												
	人事評価制度導入に伴う説明会												
医師給与	現報酬制度分析												
	諸手当検討												
	新報酬制度の設計												
	人事評価結果を反映させる処遇制度の検討												
	新報酬制度への移行シミュレーション												
	賞与制度の設計												
	規程修正												
医師導入準備	評価者研修												
	人事評価トライアル実施												
	評価実施後分析、意識調査												
	人事評価制度調整												
	報酬反映シミュレーション												
	報酬制度調整												
	新制度導入説明会												
職員評価	等級フレーム（階層区分）検討	●											
	人事評価制度設計		●	●	●								
	人事評価運用ルールの検討					●							
	人事評価制度運用マニュアルの作成					●							
	人事評価制度導入に伴う説明会												●
職員給与	現報酬制度分析						●						
	諸手当検討							●					
	新報酬制度の設計								●	●			
	人事評価結果を反映させる処遇制度の検討										●		
	新報酬制度への移行シミュレーション										●	●	
	賞与制度の設計											●	
	規程修正												●
職員導入準備	評価者研修												●
	人事評価トライアル実施												
	評価実施後分析、意識調査												
	人事評価制度調整												
	報酬反映シミュレーション												
	報酬制度調整												
	新制度導入説明会												

第6章　公立病院における人事評価制度導入の実際

図表6-11　医師先行型スケジュール案

分類	項目	4	5	6	7	8	9	10	11	12	1	2	3
医師評価	主要医師に対するヒアリング及び報告会	●	●										
	医師人事評価制度設計		●	●	●								
	人事評価運用ルールの検討						●						
	人事評価制度運用マニュアルの作成						●						
	人事評価制度導入に伴う説明会												●
医師給与	現報酬制度分析						●						
	諸手当検討							●					
	新報酬制度の設計								●	●			
	人事評価結果を反映させる処遇制度の検討										●		
	新報酬制度への移行シミュレーション										●	●	
	賞与制度の設計											●	
	規程修正												●
医師導入準備	評価者研修												●
	人事評価トライアル実施												
	評価実施後分析、意識調査												
	人事評価制度調整												
	報酬反映シミュレーション												
	報酬制度調整												
	新制度導入説明会												
職員評価	等級フレーム（階層区分）検討												
	人事評価制度設計												
	人事評価運用ルールの検討												
	人事評価制度運用マニュアルの作成												
	人事評価制度導入に伴う説明会												
職員給与	現報酬制度分析												
	諸手当検討												
	新報酬制度の設計												
	人事評価結果を反映させる処遇制度の検討												
	新報酬制度への移行シミュレーション												
	賞与制度の設計												
	規程修正												
職員導入準備	評価者研修												
	人事評価トライアル実施												
	評価実施後分析、意識調査												
	人事評価制度調整												
	報酬反映シミュレーション												
	報酬制度調整												
	新制度導入説明会												

（上部列ヘッダー：1年目（4月〜））

第6章 公立病院における人事評価制度導入の実際

2年目												3年目											
4	5	6	7	8	9	10	11	12	1	2	3	4	5	6	7	8	9	10	11	12	1	2	3

図表6-12　トライアル評価重視型スケジュール案

区分	項目	4	5	6	7	8	9	10	11	12	1	2	3
医師評価	主要医師に対するヒアリング及び報告会	●	●										
医師評価	医師人事評価制度設計		●	●	●								
医師評価	人事評価運用ルールの検討					●							
医師評価	人事評価制度運用マニュアルの作成					●							
医師評価	人事評価制度導入に伴う説明会						●						
医師給与	現報酬制度分析												
医師給与	諸手当検討												
医師給与	新報酬制度の設計												
医師給与	人事評価結果を反映させる処遇制度の検討												
医師給与	新報酬制度への移行シミュレーション												
医師給与	賞与制度の設計												
医師給与	規程修正												
医師導入準備	評価者研修						●						●
医師導入準備	人事評価トライアル実施							●					
医師導入準備	評価実施後分析、意識調査								●	●			
医師導入準備	人事評価制度調整										●	●	
医師導入準備	報酬反映シミュレーション												
医師導入準備	報酬制度調整												
医師導入準備	新制度導入説明会												
職員評価	等級フレーム（階層区分）検討	●											
職員評価	人事評価制度設計		●	●	●								
職員評価	人事評価運用ルールの検討					●							
職員評価	人事評価制度運用マニュアルの作成					●							
職員評価	人事評価制度導入に伴う説明会						●						
職員給与	現報酬制度分析						●						
職員給与	諸手当検討							●					
職員給与	新報酬制度の設計								●	●			
職員給与	人事評価結果を反映させる処遇制度の検討										●	●	
職員給与	新報酬制度への移行シミュレーション											●	●
職員給与	賞与制度の設計											●	●
職員給与	規程修正												
職員導入準備	評価者研修						●						●
職員導入準備	人事評価トライアル実施							●					
職員導入準備	評価実施後分析、意識調査								●	●			
職員導入準備	人事評価制度調整										●	●	
職員導入準備	報酬反映シミュレーション												
職員導入準備	報酬制度調整												
職員導入準備	新制度導入説明会												

（1年目（4月～））

第6章　公立病院における人事評価制度導入の実際

資料

資料1

● 松阪市民病院における医師人事評価における勤勉手当の支給に関する規則

改正　平成20年11月25日　規則第78号
　　　平成24年　5月30日　規則第39号

松阪市民病院における医師人事評価における勤勉手当の支給に関する規則

【趣旨】
第1条　この規則は、松阪市職員の給与に関する条例（平成17年松阪市条例第60号。以下「条例」という。）第19条2に規定する医師人事評価における勤勉手当の支給に関し、必要な事項を定めるものとする。

【支給額】
第2条　医師人事評価における勤勉手当（以下「医師人事評価勤勉手当」という。）の年額における上限支給額は、次のとおりとする。

区分	手当額
院長、副院長	1,960,000 円
診療科長	1,640,000 円
診療部長	1,440,000 円
医員	1,200,000 円

【支給日】
第3条-(1)　医師人事評価勤勉手当の支給日は、別表第1の基準日欄に掲げる基準日に応じて、当該右欄の支給日に定める日とする。ただし、当該支給日が、国民の祝日に関する法律（昭和23年法律第178号）に規定する休日に当たるときは、当該日前において、当該日に最も近い休日でない日を支給日とする。

-(2)　医師人事評価勤勉手当の評価期間中において退職した職員の支給月は、退職した日の属する月の翌月とする。

【医師人事評価勤勉手当の支給を受けない職員】
第4条　条例第19条の2第1項の規則で定める職員は、次に掲げる職員とする。
-(1)　休職者。ただし、公務傷病等による休職者は除く。

-(2)　松阪市職員の期末手当及び勤勉手当に関する規則（平成17年松阪市規則第56号）第1条第3号から第5号まで及び第7号のいずれかに該当する者。

-(3)　地方公務員の育児休業等に関する法律（平成3年法律第110号）第2条の規定により育児休業をしている職員のうち、松阪市職員の育児休業等に関する条例（平成17年松阪市条例第46号）第7条第2項に規定する職員以外の職員。

【評価の内容】
第5条-(1)　医師人事評価の内容は、次のとおりとする。

評価の種類	内容	手法
行動評価	患者対応、各種連携、病院運営貢献に関する項目について評価をする。	多面評価 上司評価
業績評価	年度当初に診療科ごとに目標を設定し、達成率と病院の貢献度を評価する。	上司評価
特記事項評価	上記2つの評価内容以外で特別評価する項目があった場合に評価する。	上司評価

-(2)　前項の各評価における評価点を合算して合計得点を算出し、当該合計得点に応じて別表第2に規定する評価として評定する。

【算定方法】
第6条-(1)　医師人事評価勤勉手当の算出は、前条の規定により評定した評価を基準にして、別表第3に規定する当該医師の役職に応じた得点に4,000円を乗じて得るものとし、予算の範囲内において算定する。

-(2)　退職により、評価期間が6か月に満たない場合は、前項により算出した額に別表第4に掲げる月数を乗じて算定する。この場合において、1か月に満たない日数があるときは、当該日数は切り捨てるものとする。

【補足】
第7条　この規則に定めるもののほか、必要な事項は、別に定める。

附則
この規則は、公布の日から施行し、平成20年4月1日から適用する。
　　附則　（平成20年11月25日　規則第78号）
この規則は、平成20年11月26日から施行する。
　　附則　（平成24年　5月30日　規則第39号）
この規則は、公布の日から施行する。

資料2
● 松阪市民病院における看護師人事評価における勤勉手当の支給に関する規則

　　　改正　　平成23年11月9日　規則第53号

松阪市民病院における看護師人事評価における勤勉手当の支給に関する規則

【趣旨】
第1条　この規則は、松阪市職員の給与に関する条例(平成17年松阪市条例第60号。以下「条例」という。)第19条3に規定する看護師人事評価における勤勉手当の支給に関し、必要な事項を定めるものとする。

【支給額】
第2条　看護師人事評価における勤勉手当(以下「看護師人事評価勤勉手当」という。)の年額における上限支給額は、次のとおりとする。

区分		手当額(年額・上限額)
ランク6	看護部長、副看護部長、訪問看護ステーション管理者	1,000,000 円
ランク5	看護師長	800,000 円
ランク4	看護主任	600,000 円
ランク3	看護師(指導者)	460,000 円
ランク2	看護師(勤務年数3年以上)	300,000 円
ランク1	看護師(勤務年数3年未満)	190,000 円

【支給日】
第3条　看護師人事評価勤勉手当は、12月1日を基準日とし、12月10日を支給日とする。
ただし、当該支給日が、国民の祝日に関する法律(昭和23年法律第178号)に規定する休日に当たるときは、当該日前において、当該日に最も近い休日でない日を支給日とする。

【看護師人事評価勤勉手当の支給を受けない職員】
第4条　条例第19条の3第1項の規則で定める職員は、次に掲げる職員とする。
-(1)　休職者。ただし、公務傷病等による休職者は除く。
-(2)　松阪市職員の期末手当及び勤勉手当に関する規則(平成17年松阪市規則第56号)第1条第3号から第5号まで及び第7号のいずれかに該当する者。
-(3)　地方公務員の育児休業等に関する法律(平成3年法律第110号)第2条の規定により育児休業をしている職員のうち、松阪市職員の育児休業等に関する条例(平成17年松阪市条例第46号)第7条第2項に規定する職員以外の職員。
-(4)　松阪市民病院での勤務実績(公務による派遣及び研修に係る期間を含む。)が評価期間中において4か月未満の職員。

【評価の内容】
第5条-(1)　看護師人事評価の内容は、次のとおりとする。

評価の種類	内容	手法
行動評価	個人能力、組織内の連携、業務遂行能力に関する項目について評価を行う。	多面評価 上司評価
特記事項評価	上記評価内容以外で特別評価する項目があった場合に評価する。	上司評価

-(2)　前項の各評価における評価点を合算して合計得点を算出し、当該合計得点に応じて別表第1に規定する評価として評定する。

【算定方法】
第6条　看護師人事評価勤勉手当の算出は、前条の規定により評定した評価を基準にして、別表第2に規定する当該看護師のランクに応じた得点に1,000円を乗じて得るものとし、予算の範囲内において算定する。

【補足】
第7条　この規則に定めるもののほか、必要な事項は、別に定める。

　　　附則 (施行期日)
1　この規則は、公布の日から施行し、平成22年4月1日から適用する。
　　　(経過措置)
2　平成22年度における看護師人事評価勤勉手当の評価期間については、条例第19条の3第2項の規定にかかわらず、平成22年4月1日から同年10月31日までの間とする。
　　　附則 (平成23年11月9日　第53号)
この規則は、平成23年12月1日から施行する。
別表第1(第5条関係)

資料3

● 松阪市民病院における薬剤師等人事評価における勤勉手当の支給に関する規則

松阪市規則　第49号

松阪市民病院における薬剤師等人事評価における勤勉手当の支給に関する規則

【趣旨】
第1条　この規則は、松阪市職員の給与に関する条例（平成17年松阪市条例第60号。以下「条例」という。）第19条の4に規定する薬剤師等人事評価における勤勉手当の支給に関し、必要な事項を定めるものとする。

【支給額】
第2条　薬剤師等人事評価における勤勉手当（以下「薬剤師等人事評価勤勉手当」という。）の年額における上限支給額は、次のとおりとする。

区分		手当額（年額・上限額）
ランク5	部署長	600,000 円
ランク4	主任	460,000 円
ランク3	スペシャリスト	300,000 円
ランク2	一般職（勤続3年以上）	190,000 円
ランク1	一般職（勤続3年未満）	140,000 円

【支給日】
第3条　薬剤師等人事評価勤勉手当は、12月1日を基準日とし、12月10日を支給日とする。ただし、当該支給日が、国民の祝日に関する法律（昭和23年法律第178号）に規定する休日に当たるときは、当該日前において、当該日に最も近い休日でない日を支給日とする。

【薬剤師等人事評価勤勉手当の支給を受けない職員】
第4条　条例第19条の4第1項の規則で定める職員は、次に掲げる職員とする。
-(1)　休職者。ただし、公務傷病による休職者は除く。
-(2)　松阪市職員の期末手当及び勤勉手当に関する規則（平成17年松阪市規則第56号）第1条第3号から第5号まで及び第7号のいずれかに該当する者。
-(3)　地方公務員の育児休業等に関する法律（平成3年法律第110号）第2条の規定により育児休業をしている職員のうち、松阪市職員の育児休業等に関する条例（平成17年松阪市条例第46号）第7条第2項に規定する職員以外の職員。
-(4)　松阪市民病院での勤務実績（公務による派遣及び研修に係る期間を含む。）が評価期間中において4か月未満の職員。

【評価の内容】
第5条-(1)　薬剤師等人事評価の内容は、次のとおりとする。

クラス	ランク	評価の種類		手法
		行動評価	業績評価	
一般職	ランク1～3	一般職共通項目（8項目）	業績評価項目（2項目）	一次：上司評価　二次：上司評価
役職者	ランク4・5	役職者共通項目（8項目）	業績評価項目（2項目）	一次：多面評価　二次：上司評価

-(2)　前項の各評価における評価点を合算して合計得点を算出し、当該合計得点に応じて別表第1に規定する評価として評定する。

【算定方法】
第6条　薬剤師等人事評価勤勉手当の算出は、前条の規定により評定した評価を基準にして、別表第2に規定する当該薬剤師等のランクに応じた得点に1,000円を乗じて得るものとし、予算の範囲内において算定する。

【補足】
第7条　この規則に定めるもののほか、必要な事項は、別に定める。

附則　（施行期日）
1 この規則は、公布の日から施行し、平成25年4月1日から適用する。
（経過措置）
2 平成25年度における薬剤師等人事評価勤勉手当の評価期間については、条例第19条の4第2項の規定にかかわらず、平成25年4月1日から同年10月31日までの間とする。

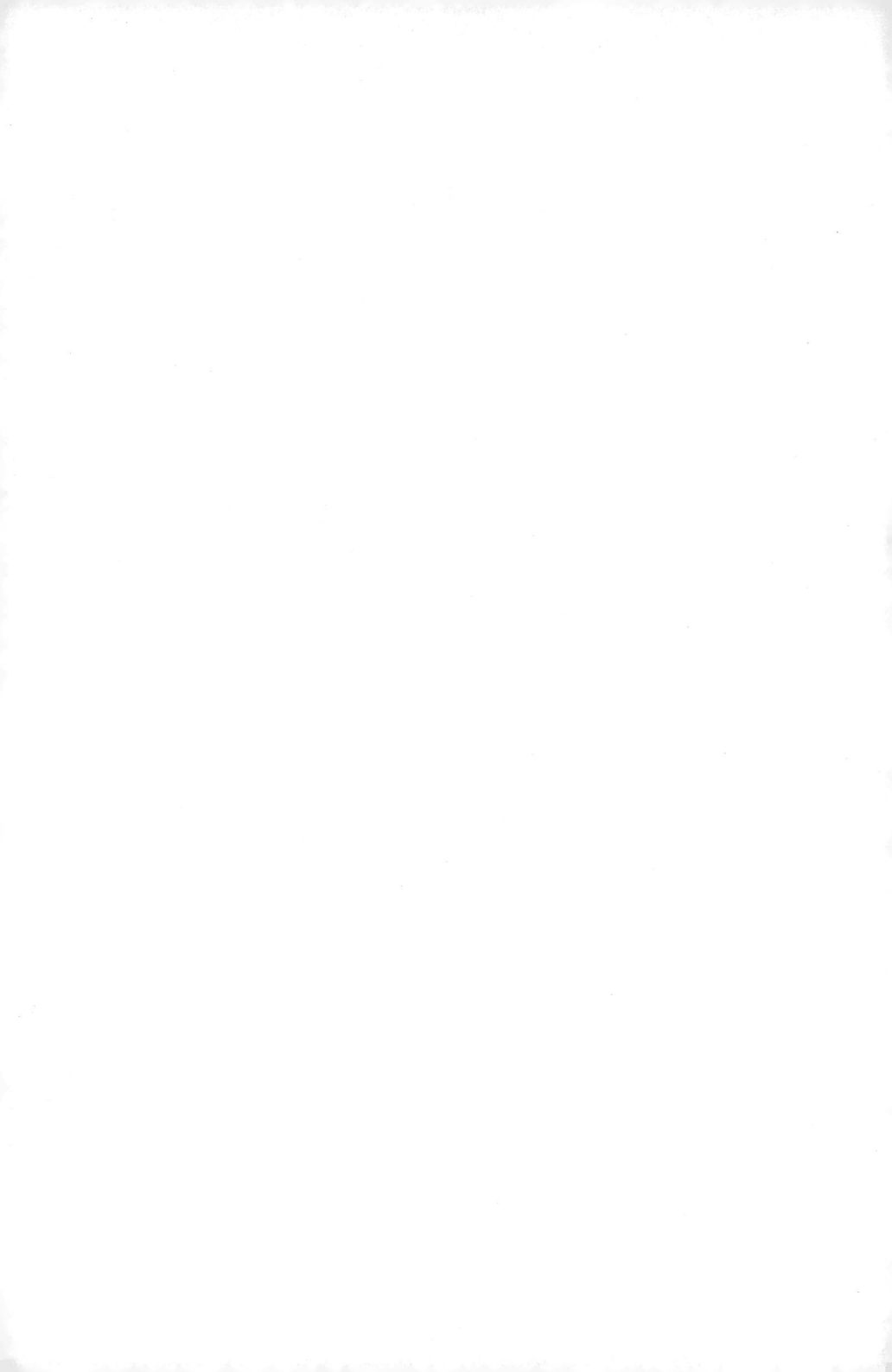

資料4
公立病院における人事評価制度の導入に関する実態調査報告書

目　　次

1　調査・集計の概要 …………………………………………………… 1
　（1）調査の背景、目的 ……………………………………………… 1
　（2）調査対象 ………………………………………………………… 1
　（3）調査時期 ………………………………………………………… 1
　（4）調査方法 ………………………………………………………… 1
　（5）集計 ……………………………………………………………… 1
2　調査の実施内容 ……………………………………………………… 2
　（1）回収結果 ………………………………………………………… 2
　（2）区分別回収結果 ………………………………………………… 2
　（3）質問別クロス集計結果 ………………………………………… 5
　　①　人事評価制度の有無 ………………………………………… 5
　　②　人事評価制度の実施内容 …………………………………… 8
　　③　人事評価制度の活用について ……………………………… 12
　　④　人事評価制度導入の理由 …………………………………… 15
　　⑤　人事評価制度の成果について ……………………………… 16
　　⑥　第三者機関の活用について ………………………………… 17
　　⑦　今後の予定について ………………………………………… 18
　　⑧　導入予定病院に対する質問 ………………………………… 19
　【参考】アンケート用紙 ……………………………………………… 21

資料

1 調査・集計の概要

(1) 調査の背景、目的

　公立病院における人事評価制度の導入状況について全体的な傾向を探るとともに、経営形態及び地域（立地）の違いがそれぞれ人事制度のあり方とどのように関連しているのかの検証及び考察を行うことを目的としている。

(2) 調査対象

　全国の公立病院922病院に実施

(3) 調査時期

　平成25年3月

(4) 調査方法

　郵送調査法（調査票を対象病院に郵送し、記入後返送してもらう方法）

(5) 集計

　経営形態別に6区分した「経営形態別集計」、全国を7地域に分けた「地域別集計」の2通りでクロス集計を行っている。

【経営形態別集計（6区分）】

・地方公営企業法（一部適用）

・地方公営企業法（全部適用）

・地方独立行政法人（公務員型）

・地方独立行政法人（非公務員型）

・指定管理者制度

・その他

【地域別集計】

・北海道

・東北（青森県、岩手県、宮城県、秋田県、山形県、福島県）

・関東（栃木県、群馬県、茨城県、千葉県、埼玉県、東京都、神奈川県）

・中部（新潟県、富山県、福井県、石川県、長野県、山梨県、岐阜県、静岡県、愛知県）

- 近畿（京都府、大阪府、兵庫県、奈良県、和歌山県、滋賀県、三重県）
- 中国・四国（鳥取県、島根県、岡山県、広島県、山口県、徳島県、香川県、愛媛県、高知県）
- 九州・沖縄（福岡県、佐賀県、長崎県、熊本県、大分県、宮崎県、鹿児島県、沖縄県）

2 調査の実施内容

（1）回収結果

配布枚数	回収枚数	回収率
922	459	49.78 %

（2）区分別回収結果

経営形態別

区　分	回収数（枚）
地方公営企業法（一部適用）	219
地方公営企業法（全部適用）	172
地方独立行政法人（公務員型）	7
地方独立行政法人（非公務員型）	30
指定管理者制度	22
その他	9

資料

地域別

区　　分	回収数（枚）
北海道	49
東北	68
関東	44
中部	97
近畿	75
中国・四国	74
九州・沖縄	52

注）
・病院局等による回答のうち複数病院について一括して回答しているものは、その病院数分を回答数に含めている。

都道府県別

都道府県	配布数	回収枚数	回収率	都道府県	配布数	回収枚数	回収率
北海道	95	49	51.6%	三重県	20	13	65.0%
青森県	26	15	57.7%	滋賀県	14	10	71.4%
岩手県	29	11	37.9%	京都府	15	7	46.7%
宮城県	30	17	56.7%	大阪府	27	11	40.7%
秋田県	13	5	38.5%	兵庫県	47	23	48.9%
山形県	24	11	45.8%	奈良県	11	5	45.5%
福島県	17	9	52.9%	和歌山県	15	6	40.0%
茨城県	11	3	27.3%	鳥取県	9	5	55.6%
栃木県	6	6	100.0%	島根県	13	10	76.9%
群馬県	14	5	35.7%	岡山県	18	7	38.9%
埼玉県	16	8	50.0%	広島県	18	11	61.1%
千葉県	32	13	40.6%	山口県	17	10	58.8%
東京都	25	5	20.0%	徳島県	11	4	36.4%
神奈川県	21	4	19.0%	香川県	15	10	66.7%
新潟県	25	8	32.0%	愛媛県	15	9	60.0%
富山県	13	9	69.2%	高知県	10	8	80.0%
石川県	18	9	50.0%	福岡県	17	7	41.2%
福井県	10	4	40.0%	佐賀県	8	4	50.0%
山梨県	15	6	40.0%	長崎県	20	10	50.0%
長野県	25	19	76.0%	熊本県	19	9	47.4%
岐阜県	17	11	64.7%	大分県	5	4	80.0%
静岡県	26	13	50.0%	宮崎県	17	7	41.2%
愛知県	33	18	54.5%	鹿児島県	12	8	66.7%
				沖縄県	8	3	37.5%

資料

(3) 質問別クロス集計結果
① 人事評価制度の有無
【質問1】人事評価制度を導入されていますか

<table>
<tr><th colspan="3"></th><th colspan="6">質問1
人事評価制度を導入されていますか。</th></tr>
<tr><th colspan="3"></th><th>導入している</th><th>導入予定</th><th>導入予定はない</th><th>その他</th><th>無回答</th><th>合計</th></tr>
<tr><td rowspan="12">経営形態</td><td rowspan="2">一部適用</td><td>(件数)</td><td>103</td><td>29</td><td>57</td><td>29</td><td>1</td><td>219</td></tr>
<tr><td></td><td>47.0%</td><td>13.2%</td><td>26.0%</td><td>13.2%</td><td>0.5%</td><td>100.0%</td></tr>
<tr><td rowspan="2">全部適用</td><td>(件数)</td><td>102</td><td>27</td><td>29</td><td>13</td><td>1</td><td>172</td></tr>
<tr><td></td><td>59.3%</td><td>15.7%</td><td>16.9%</td><td>7.6%</td><td>0.6%</td><td>100.0%</td></tr>
<tr><td rowspan="2">独法・公務員型</td><td>(件数)</td><td>3</td><td>3</td><td>1</td><td>0</td><td>0</td><td>7</td></tr>
<tr><td></td><td>42.9%</td><td>42.9%</td><td>14.3%</td><td>0.0%</td><td>0.0%</td><td>100.0%</td></tr>
<tr><td rowspan="2">独法・非公務員型</td><td>(件数)</td><td>15</td><td>13</td><td>2</td><td>0</td><td>0</td><td>30</td></tr>
<tr><td></td><td>50.0%</td><td>43.3%</td><td>6.7%</td><td>0.0%</td><td>0.0%</td><td>100.0%</td></tr>
<tr><td rowspan="2">指定管理者制度</td><td>(件数)</td><td>12</td><td>7</td><td>1</td><td>1</td><td>1</td><td>22</td></tr>
<tr><td></td><td>54.5%</td><td>31.8%</td><td>4.5%</td><td>4.5%</td><td>4.5%</td><td>100.0%</td></tr>
<tr><td rowspan="2">その他</td><td>(件数)</td><td>5</td><td>1</td><td>0</td><td>3</td><td>0</td><td>9</td></tr>
<tr><td></td><td>55.6%</td><td>11.1%</td><td>0.0%</td><td>33.3%</td><td>0.0%</td><td>100.0%</td></tr>
<tr><td colspan="2" rowspan="2">合計</td><td>(件数)</td><td>240</td><td>80</td><td>90</td><td>46</td><td>3</td><td>459</td></tr>
<tr><td></td><td>52.3%</td><td>17.4%</td><td>19.6%</td><td>10.0%</td><td>0.7%</td><td>100.0%</td></tr>
<tr><td rowspan="16">地域</td><td rowspan="2">北海道</td><td>(件数)</td><td>15</td><td>5</td><td>22</td><td>7</td><td>0</td><td>49</td></tr>
<tr><td></td><td>30.6%</td><td>10.2%</td><td>44.9%</td><td>14.3%</td><td>0.0%</td><td>100.0%</td></tr>
<tr><td rowspan="2">東北</td><td>(件数)</td><td>23</td><td>20</td><td>20</td><td>5</td><td>0</td><td>68</td></tr>
<tr><td></td><td>33.8%</td><td>29.4%</td><td>29.4%</td><td>7.4%</td><td>0.0%</td><td>100.0%</td></tr>
<tr><td rowspan="2">関東</td><td>(件数)</td><td>28</td><td>6</td><td>6</td><td>4</td><td>0</td><td>44</td></tr>
<tr><td></td><td>63.6%</td><td>13.6%</td><td>13.6%</td><td>9.1%</td><td>0.0%</td><td>100.0%</td></tr>
<tr><td rowspan="2">中部</td><td>(件数)</td><td>65</td><td>14</td><td>9</td><td>8</td><td>1</td><td>97</td></tr>
<tr><td></td><td>67.0%</td><td>14.4%</td><td>9.3%</td><td>8.2%</td><td>1.0%</td><td>100.0%</td></tr>
<tr><td rowspan="2">近畿</td><td>(件数)</td><td>35</td><td>17</td><td>12</td><td>10</td><td>1</td><td>75</td></tr>
<tr><td></td><td>46.7%</td><td>22.7%</td><td>16.0%</td><td>13.3%</td><td>1.3%</td><td>100.0%</td></tr>
<tr><td rowspan="2">中国・四国</td><td>(件数)</td><td>43</td><td>11</td><td>13</td><td>6</td><td>1</td><td>74</td></tr>
<tr><td></td><td>58.1%</td><td>14.9%</td><td>17.6%</td><td>8.1%</td><td>1.4%</td><td>100.0%</td></tr>
<tr><td rowspan="2">九州・沖縄</td><td>(件数)</td><td>31</td><td>7</td><td>8</td><td>6</td><td>0</td><td>52</td></tr>
<tr><td></td><td>59.6%</td><td>13.5%</td><td>15.4%</td><td>11.5%</td><td>0.0%</td><td>100.0%</td></tr>
<tr><td colspan="2" rowspan="2">合計</td><td>(件数)</td><td>240</td><td>80</td><td>90</td><td>46</td><td>3</td><td>459</td></tr>
<tr><td></td><td>52.3%</td><td>17.4%</td><td>19.6%</td><td>10.0%</td><td>0.7%</td><td>100.0%</td></tr>
</table>

注)
・病院局等による回答のうち複数病院について一括して回答しているものは、その病院数分を回答数に含めている。
・記入漏れや重複記入等の事情により、質問によって集計数が異なる。
・表中（件数）の下段の数値（％）は、同一の区分内における割合を示している（小数点第2位を四捨五入している）。
・表下のコメントは経営形態区分内の結果に基づいて記載している。

(前問で「(人事評価制度の)導入予定はない」と回答した病院)
【質問1】導入予定はない理由をお答えください。

<table>
<tr><th colspan="3">質問1-2
導入予定はない理由をお答えください。</th><th>必要性がないので検討にも及んでいない</th><th>検討したが見送った</th><th>合計</th></tr>
<tr><td rowspan="12">経営形態</td><td>一部適用</td><td>(件数)</td><td>33
64.7%</td><td>18
35.3%</td><td>51
100.0%</td></tr>
<tr><td>全部適用</td><td>(件数)</td><td>22
81.5%</td><td>5
18.5%</td><td>27
100.0%</td></tr>
<tr><td>独法・公務員型</td><td>(件数)</td><td>0
0.0%</td><td>0
0.0%</td><td>0
0.0%</td></tr>
<tr><td>独法・非公務員型</td><td>(件数)</td><td>0
0.0%</td><td>1
100.0%</td><td>1
100.0%</td></tr>
<tr><td>指定管理者制度</td><td>(件数)</td><td>2
100.0%</td><td>0
0.0%</td><td>2
100.0%</td></tr>
<tr><td>その他</td><td>(件数)</td><td>0
0.0%</td><td>0
0.0%</td><td>0
0.0%</td></tr>
<tr><td>合計</td><td>(件数)</td><td>57
70.4%</td><td>24
29.6%</td><td>81
100.0%</td></tr>
<tr><td rowspan="8">地域</td></tr>
<tr><td>北海道</td><td>(件数)</td><td>15
78.9%</td><td>4
21.1%</td><td>19
100.0%</td></tr>
<tr><td>東北</td><td>(件数)</td><td>13
76.5%</td><td>4
23.5%</td><td>17
100.0%</td></tr>
<tr><td>関東</td><td>(件数)</td><td>2
66.7%</td><td>1
33.3%</td><td>3
100.0%</td></tr>
<tr><td>中部</td><td>(件数)</td><td>4
44.4%</td><td>5
55.6%</td><td>9
100.0%</td></tr>
<tr><td>近畿</td><td>(件数)</td><td>7
58.3%</td><td>5
41.7%</td><td>12
100.0%</td></tr>
<tr><td>中国・四国</td><td>(件数)</td><td>10
76.9%</td><td>3
23.1%</td><td>13
100.0%</td></tr>
<tr><td>九州・沖縄</td><td>(件数)</td><td>6
75.0%</td><td>2
25.0%</td><td>8
100.0%</td></tr>
<tr><td colspan="2">合計</td><td>(件数)</td><td>57
70.4%</td><td>24
29.6%</td><td>81
100.0%</td></tr>
</table>

資料

(前問で「(人事評価制度を) 導入予定はない」と回答し、続く質問で「検討したが見送った」と回答した病院)
【質問1】見送った理由をお答えください。

			質問1-3 見送った理由をお答えください。				
			院内で反対意見が多く進められない	処遇反映のための原資の確保が困難	条例改正等付随する手続きが煩雑なため	その他	合計
経営形態	一部適用	(件数)	3	3	2	13	21
			14.3%	14.3%	9.5%	61.9%	100.0%
	全部適用	(件数)	0	2	0	5	7
			0.0%	28.6%	0.0%	71.4%	100.0%
	独法・公務員型	(件数)	0	0	0	0	0
			0.0%	0.0%	0.0%	0.0%	0.0%
	独法・非公務員型	(件数)	0	1	0	0	1
			0.0%	100.0%	0.0%	0.0%	100.0%
	指定管理者制度	(件数)	0	0	0	0	0
			0.0%	0.0%	0.0%	0.0%	0.0%
	その他	(件数)	0	0	0	0	0
			0.0%	0.0%	0.0%	0.0%	0.0%
	合　計	(件数)	3	6	2	18	29
			10.3%	20.7%	6.9%	62.1%	100.0%
地域	北海道	(件数)	0	2	1	3	6
			0.0%	33.3%	16.7%	50.0%	100.0%
	東北	(件数)	1	0	0	4	5
			20.0%	0.0%	0.0%	80.0%	100.0%
	関東	(件数)	0	1	0	2	3
			0.0%	33.3%	0.0%	66.7%	100.0%
	中部	(件数)	0	0	0	5	5
			0.0%	0.0%	0.0%	100.0%	100.0%
	近畿	(件数)	2	1	1	1	5
			40.0%	20.0%	20.0%	20.0%	100.0%
	中国・四国	(件数)	0	0	0	3	3
			0.0%	0.0%	0.0%	100.0%	100.0%
	九州・沖縄	(件数)	0	2	0	0	2
			0.0%	100.0%	0.0%	0.0%	100.0%
	合　計	(件数)	3	6	2	18	29
			10.3%	20.7%	6.9%	62.1%	100.0%

② 人事評価制度の実施内容
(【質問1】で「(人事評価制度を)導入している」と回答した病院)
【質問2-1】人事評価制度はどの職種を対象としていますか。(複数回答可)

			医師職	看護職	その他の医療職	事務職	合計
経営形態	一部適用	(件数)	51	84	80	96	105
			48.6%	80.0%	76.2%	91.4%	
	全部適用	(件数)	55	73	73	96	102
			53.9%	71.6%	71.6%	94.1%	
	独法・公務員型	(件数)	3	3	3	3	3
			100.0%	100.0%	100.0%	100.0%	
	独法・非公務員型	(件数)	9	10	11	13	15
			60.0%	66.7%	73.3%	86.7%	
	指定管理者制度	(件数)	7	12	12	12	12
			58.3%	100.0%	100.0%	100.0%	
	その他	(件数)	4	6	5	6	6
			66.7%	100.0%	83.3%	100.0%	
	合計	(件数)	129	188	184	226	243
			53.1%	77.4%	75.7%	93.0%	100.0%
地域	北海道	(件数)	5	11	11	14	15
			33.3%	73.3%	73.3%	93.3%	
	東北	(件数)	11	19	20	22	24
			45.8%	79.2%	83.3%	91.7%	
	関東	(件数)	19	26	24	27	29
			65.5%	89.7%	82.8%	93.1%	
	中部	(件数)	32	46	47	62	66
			48.5%	69.7%	71.2%	93.9%	
	近畿	(件数)	18	23	22	33	35
			51.4%	65.7%	62.9%	94.3%	
	中国・四国	(件数)	23	36	35	40	43
			53.5%	83.7%	81.4%	93.0%	
	九州・沖縄	(件数)	21	27	25	28	31
			67.7%	87.1%	80.6%	90.3%	
	合計	(件数)	129	188	184	226	243
			53.1%	77.4%	75.7%	93.0%	100.0%

(【質問1】で「(人事評価制度を) 導入している」と回答した病院)
【質問2-2】業績評価を導入されていますか。

			している	していない	合計
経営形態	一部適用	(件数)	53	44	97
			54.6%	45.4%	100.0%
	全部適用	(件数)	77	27	104
			74.0%	26.0%	100.0%
	独法・公務員型	(件数)	3	0	3
			100.0%	0.0%	100.0%
	独法・非公務員型	(件数)	14	1	15
			93.3%	6.7%	100.0%
	指定管理者制度	(件数)	3	9	12
			25.0%	75.0%	100.0%
	その他	(件数)	4	2	6
			66.7%	33.3%	100.0%
	合計	(件数)	154	83	237
			65.0%	35.0%	100.0%
地域	北海道	(件数)	9	6	15
			60.0%	40.0%	100.0%
	東北	(件数)	11	13	24
			45.8%	54.2%	100.0%
	関東	(件数)	19	10	29
			65.5%	34.5%	100.0%
	中部	(件数)	41	23	64
			64.1%	35.9%	100.0%
	近畿	(件数)	25	9	34
			73.5%	26.5%	100.0%
	中国・四国	(件数)	28	13	41
			68.3%	31.7%	100.0%
	九州・沖縄	(件数)	21	9	30
			70.0%	30.0%	100.0%
	合計	(件数)	154	83	237
			65.0%	35.0%	100.0%

(【質問1】で「(人事評価制度を) 導入している」と回答し、前の質問で「(業績評価を導入) している」と回答した病院)
【質問2-2】業績評価はどの職種・職位を対象としていますか。(複数回答可)

質問2-2 業績評価はどの職種・職位を対象としていますか。(複数回答可)

			医師職(全職位)	医師職(管理職のみ)	看護職(全職位)	看護職(管理職のみ)	その他の医療職(全職位)	その他の医療職(管理職のみ)	事務職(全職位)	事務職(管理職のみ)	合計
経営形態	一部適用	(件数)	25	2	34	4	33	3	41	8	58
			43.1%	3.4%	58.6%	6.9%	56.9%	5.2%	70.7%	13.8%	
	全部適用	(件数)	31	6	34	16	35	16	48	22	77
			40.3%	7.8%	44.2%	20.8%	45.5%	20.8%	62.3%	28.6%	
	独法・公務員型	(件数)	2	1	1	1	1	1	1	1	3
			66.7%	33.3%	33.3%	33.3%	33.3%	33.3%	33.3%	33.3%	
	独法・非公務員型	(件数)	6	3	8	2	9	2	9	2	14
			42.9%	21.4%	57.1%	14.3%	64.3%	14.3%	64.3%	14.3%	
	指定管理者制度	(件数)	2	1	1	1	1	1	1	1	3
			66.7%	33.3%	33.3%	33.3%	33.3%	33.3%	33.3%	33.3%	
	その他	(件数)	3	1	3	1	3	0	3	1	4
			75.0%	25.0%	75.0%	25.0%	75.0%	0.0%	75.0%	25.0%	
	合計	(件数)	69	14	81	25	82	23	103	35	159
			43.4%	8.8%	50.9%	15.7%	51.6%	14.5%	64.8%	22.0%	100.0%
地域	北海道	(件数)	3	1	2	2	2	2	4	3	9
			33.3%	11.1%	22.2%	22.2%	22.2%	22.2%	44.4%	33.3%	
	東北	(件数)	4	0	8	0	7	0	9	0	11
			36.4%	0.0%	72.7%	0.0%	63.6%	0.0%	81.8%	0.0%	
	関東	(件数)	11	0	11	3	12	3	14	4	19
			57.9%	0.0%	57.9%	15.8%	63.2%	15.8%	73.7%	21.1%	
	中部	(件数)	16	6	23	4	24	4	32	5	44
			36.4%	13.6%	52.3%	9.1%	54.5%	9.1%	72.7%	11.4%	
	近畿	(件数)	8	2	5	5	4	5	9	12	25
			32.0%	8.0%	20.0%	20.0%	16.0%	20.0%	36.0%	48.0%	
	中国・四国	(件数)	12	4	17	7	18	7	20	6	29
			41.4%	13.8%	58.6%	24.1%	62.1%	24.1%	69.0%	20.7%	
	九州・沖縄	(件数)	15	1	15	4	15	2	15	5	22
			68.2%	4.5%	68.2%	18.2%	68.2%	9.1%	68.2%	22.7%	
	合計	(件数)	69	14	81	25	82	23	103	35	159
			43.4%	8.8%	50.9%	15.7%	51.6%	14.5%	64.8%	22.0%	100.0%

(【質問1】で「(人事評価制度を)導入している」と回答した病院)
【質問2-3】人事評価は年に何回実施していますか。

			年に1回	年に2回	年に3回以上	その他	合計
経営形態	一部適用	(件数)	58	39	2	4	103
			56.3%	37.9%	1.9%	3.9%	100.0%
	全部適用	(件数)	49	38	4	4	95
			51.6%	40.0%	4.2%	4.2%	100.0%
	独法・公務員型	(件数)	1	1	1	0	3
			33.3%	33.3%	33.3%	0.0%	100.0%
	独法・非公務員型	(件数)	6	4	1	0	11
			54.5%	36.4%	9.1%	0.0%	100.0%
	指定管理者制度	(件数)	3	6	3	0	12
			25.0%	50.0%	25.0%	0.0%	100.0%
	その他	(件数)	4	2	0	0	6
			66.7%	33.3%	0.0%	0.0%	100.0%
	合計	(件数)	121	90	11	8	230
			52.6%	39.1%	4.8%	3.5%	100.0%
地域	北海道	(件数)	6	6	1	2	15
			40.0%	40.0%	6.7%	13.3%	100.0%
	東北	(件数)	11	10	0	1	22
			50.0%	45.5%	0.0%	4.5%	100.0%
	関東	(件数)	11	10	4	3	28
			39.3%	35.7%	14.3%	10.7%	100.0%
	中部	(件数)	38	26	1	1	66
			57.6%	39.4%	1.5%	1.5%	100.0%
	近畿	(件数)	16	17	0	1	34
			47.1%	50.0%	0.0%	2.9%	100.0%
	中国・四国	(件数)	24	11	4	0	39
			61.5%	28.2%	10.3%	0.0%	100.0%
	九州・沖縄	(件数)	15	10	1	0	26
			57.7%	38.5%	3.8%	0.0%	100.0%
	合計	(件数)	121	90	11	8	230
			52.6%	39.1%	4.8%	3.5%	100.0%

③ 人事評価結果の活用について
(【質問1】で「(人事評価制度を)導入している」と回答した病院)
【質問2-4】人事評価制度は処遇に反映していますか。(複数回答可)

			賞与に反映	昇給に反映	毎月の手当に反映	昇進・昇格に反映	反映していない	その他	合計
経営形態	一部適用	(件数)	49	34	2	31	35	7	104
			47.1%	32.7%	1.9%	29.8%	33.7%	6.7%	
	全部適用	(件数)	53	42	1	29	30	11	104
			51.0%	40.4%	1.0%	27.9%	28.8%	10.6%	
	独法・公務員型	(件数)	3	2	0	0	0	0	3
			100.0%	66.7%	0.0%	0.0%	0.0%	0.0%	
	独法・非公務員型	(件数)	9	4	0	4	6	0	15
			60.0%	26.7%	0.0%	26.7%	40.0%	0.0%	
	指定管理者制度	(件数)	7	4	0	5	2	0	12
			58.3%	33.3%	0.0%	41.7%	16.7%	0.0%	
	その他	(件数)	4	3	0	3	1	0	6
			66.7%	50.0%	0.0%	50.0%	16.7%	0.0%	
	合計	(件数)	125	89	3	72	74	18	244
			51.2%	36.5%	1.2%	29.5%	30.3%	7.4%	100.0%
地域	北海道	(件数)	7	4	0	6	5	1	15
			46.7%	26.7%	0.0%	40.0%	33.3%	6.7%	
	東北	(件数)	11	6	0	7	7	2	23
			47.8%	26.1%	0.0%	30.4%	30.4%	8.7%	
	関東	(件数)	21	13	1	11	4	2	30
			70.0%	43.3%	3.3%	36.7%	13.3%	6.7%	
	中部	(件数)	32	25	0	24	16	5	67
			47.8%	37.3%	0.0%	35.8%	23.9%	7.5%	
	近畿	(件数)	18	12	2	6	12	5	35
			51.4%	34.3%	5.7%	17.1%	34.3%	14.3%	
	中国・四国	(件数)	17	15	0	8	20	3	43
			39.5%	34.9%	0.0%	18.6%	46.5%	7.0%	
	九州・沖縄	(件数)	19	14	0	10	10	0	31
			61.3%	45.2%	0.0%	32.3%	32.3%	0.0%	
	合計	(件数)	125	89	3	72	74	18	244
			51.2%	36.5%	1.2%	29.5%	30.3%	7.4%	100.0%

（前問で（人事評価結果を処遇への反映について）「賞与（勤勉手当等）に反映している」「昇給に反映している」「毎月の手当に反映している」「その他」と回答した病院）

【質問2-4】処遇反映の原資をどのように確保していますか。

			自治体議会での条例改正によって	その他の方法	条例改正は行わず、現在の原資の範囲で変動	合計
経営形態	一部適用	（件数）	11	5	31	47
			23.4%	10.6%	66.0%	100.0%
	全部適用	（件数）	11	6	37	54
			20.4%	11.1%	68.5%	100.0%
	独法・公務員型	（件数）	0	0	3	3
			0.0%	0.0%	100.0%	100.0%
	独法・非公務員型	（件数）	0	3	3	6
			0.0%	50.0%	50.0%	100.0%
	指定管理者制度	（件数）	0	7	0	7
			0.0%	100.0%	0.0%	100.0%
	その他	（件数）	0	1	3	4
			0.0%	25.0%	75.0%	100.0%
	合　計	（件数）	22	22	77	121
			18.2%	18.2%	63.6%	100.0%
地域	北海道	（件数）	0	1	5	6
			0.0%	16.7%	83.3%	100.0%
	東北	（件数）	2	1	5	8
			25.0%	12.5%	62.5%	100.0%
	関東	（件数）	3	7	8	18
			16.7%	38.9%	44.4%	100.0%
	中部	（件数）	7	3	27	37
			18.9%	8.1%	73.0%	100.0%
	近畿	（件数）	6	3	11	20
			30.0%	15.0%	55.0%	100.0%
	中国・四国	（件数）	4	1	13	18
			22.2%	5.6%	72.2%	100.0%
	九州・沖縄	（件数）	0	6	8	14
			0.0%	42.9%	57.1%	100.0%
	合　計	（件数）	22	22	77	121
			18.2%	18.2%	63.6%	100.0%

(【質問1】で「(人事評価制度を) 導入している」と回答した病院)
【質問2-5】人事評価結果のフィードバックは行っていますか。

			行っている	行っていない	その他	合計
経営形態	一部適用	(件数)	52	48	3	103
			50.5%	46.6%	2.9%	100.0%
	全部適用	(件数)	59	32	3	94
			62.8%	34.0%	3.2%	100.0%
	独法・公務員型	(件数)	3	0	0	3
			100.0%	0.0%	0.0%	100.0%
	独法・非公務員型	(件数)	10	1	0	11
			90.9%	9.1%	0.0%	100.0%
	指定管理者制度	(件数)	7	5	0	12
			58.3%	41.7%	0.0%	100.0%
	その他	(件数)	3	3	0	6
			50.0%	50.0%	0.0%	100.0%
	合計	(件数)	134	89	6	229
			58.5%	38.9%	2.6%	100.0%
地域	北海道	(件数)	8	7	0	15
			53.3%	46.7%	0.0%	100.0%
	東北	(件数)	10	11	0	21
			47.6%	52.4%	0.0%	100.0%
	関東	(件数)	14	12	2	28
			50.0%	42.9%	7.1%	100.0%
	中部	(件数)	39	24	3	66
			59.1%	36.4%	4.5%	100.0%
	近畿	(件数)	25	9	0	34
			73.5%	26.5%	0.0%	100.0%
	中国・四国	(件数)	22	17	0	39
			56.4%	43.6%	0.0%	100.0%
	九州・沖縄	(件数)	16	9	1	26
			61.5%	34.6%	3.8%	100.0%
	合計	(件数)	134	89	6	229
			58.5%	38.9%	2.6%	100.0%

④ 人事評価制度導入の理由

(【質問1】で「(人事評価制度を) 導入している」と回答した病院)
【質問2-6】人事評価制度を導入された理由を教えてください。(複数回答可)

質問2-6
人事評価制度を導入された理由を教えてください。

			人材育成	職員の意識改革	組織活性化	収益改善	公平処遇の実現	他の自治体病院でも導入が進んでいるから	その他	合計
経営形態	一部適用	(件数)	76	79	50	7	28	4	16	104
			73.1%	76.0%	48.1%	6.7%	26.9%	3.8%	15.4%	
	全部適用	(件数)	73	63	46	8	33	5	20	101
			72.3%	62.4%	45.5%	7.9%	32.7%	5.0%	19.8%	
	独法・公務員型	(件数)	3	3	1	0	1	0	0	3
			100.0%	100.0%	33.3%	0.0%	33.3%	0.0%	0.0%	
	独法・非公務員型	(件数)	12	12	4	4	4	0	3	15
			80.0%	80.0%	26.7%	26.7%	26.7%	0.0%	20.0%	
	指定管理者制度	(件数)	5	8	7	1	2	0	2	12
			41.7%	66.7%	58.3%	8.3%	16.7%	0.0%	16.7%	
	その他	(件数)	3	4	3	0	3	0	0	5
			60.0%	80.0%	60.0%	0.0%	60.0%	0.0%	0.0%	
	合計	(件数)	172	169	111	20	71	9	41	240
			71.7%	70.4%	46.3%	8.3%	29.6%	3.8%	17.1%	100.0%
地域	北海道	(件数)	10	11	9	0	5	0	1	14
			71.4%	78.6%	64.3%	0.0%	35.7%	0.0%	7.1%	
	東北	(件数)	15	18	12	2	5	2	8	24
			62.5%	75.0%	50.0%	8.3%	20.8%	8.3%	33.3%	
	関東	(件数)	17	20	13	2	5	1	8	29
			58.6%	69.0%	44.8%	6.9%	17.2%	3.4%	27.6%	
	中部	(件数)	48	45	31	6	23	2	7	65
			73.8%	69.2%	47.7%	9.2%	35.4%	3.1%	10.8%	
	近畿	(件数)	27	25	14	3	6	1	8	35
			77.1%	71.4%	40.0%	8.6%	17.1%	2.9%	22.9%	
	中国・四国	(件数)	33	27	17	2	15	2	5	42
			78.6%	64.3%	40.5%	4.8%	35.7%	4.8%	11.9%	
	九州・沖縄	(件数)	22	23	15	5	12	1	4	31
			71.0%	74.2%	48.4%	16.1%	38.7%	3.2%	12.9%	
	合計	(件数)	172	169	111	20	71	9	41	240
			71.7%	70.4%	46.3%	8.3%	29.6%	3.8%	17.1%	100.0%

⑤ 人事評価制度の成果について
(【質問1】で「(人事評価制度を) 導入している」と回答した病院)
【質問2-7】人事評価制度を導入してどのような成果がありましたか。(複数回答可)

			人材確保	職場の活性化	収益改善	人材育成における活用	公平な処遇の実現	その他	合計
経営形態	一部適用	(件数)	4	54	3	42	21	17	95
			4.2%	56.8%	3.2%	44.2%	22.1%	17.9%	
	全部適用	(件数)	7	53	2	47	40	19	97
			7.2%	54.6%	2.1%	48.5%	41.2%	19.6%	
	独法・公務員型	(件数)	0	3	0	2	1	0	3
			0.0%	100.0%	0.0%	66.7%	33.3%	0.0%	
	独法・非公務員型	(件数)	0	9	2	11	2	2	14
			0.0%	64.3%	14.3%	78.6%	14.3%	14.3%	
	指定管理者制度	(件数)	0	8	1	5	2	0	11
			0.0%	72.7%	9.1%	45.5%	18.2%	0.0%	
	その他	(件数)	0	3	0	3	3	0	5
			0.0%	60.0%	0.0%	60.0%	60.0%	0.0%	
	合計	(件数)	11	130	8	110	69	38	225
			4.9%	57.8%	3.6%	48.9%	30.7%	16.9%	100.0%
地域	北海道	(件数)	0	8	0	9	2	0	13
			0.0%	61.5%	0.0%	69.2%	15.4%	0.0%	
	東北	(件数)	1	12	0	8	6	3	20
			5.0%	60.0%	0.0%	40.0%	30.0%	15.0%	
	関東	(件数)	0	19	0	15	5	5	27
			0.0%	70.4%	0.0%	55.6%	18.5%	18.5%	
	中部	(件数)	2	32	3	32	21	10	61
			3.3%	52.5%	4.9%	52.5%	34.4%	16.4%	
	近畿	(件数)	2	17	2	12	5	10	34
			5.9%	50.0%	5.9%	35.3%	14.7%	29.4%	
	中国・四国	(件数)	1	22	0	22	18	6	41
			2.4%	53.7%	0.0%	53.7%	43.9%	14.6%	
	九州・沖縄	(件数)	5	20	3	12	12	4	29
			17.2%	69.0%	10.3%	41.4%	41.4%	13.8%	
	合計	(件数)	11	130	8	110	69	38	225
			4.9%	57.8%	3.6%	48.9%	30.7%	16.9%	100.0%

資料

⑥ 第三者機関の活用について
(【質問1】で「(人事評価制度を)導入している」と回答した病院)
【質問2-8】人事評価制度の導入にあたり、第三者機関(コンサルティング会社等)を活用しましたか。

			活用した	情報収集し内部で導入	その他	合計
経営形態	一部適用	(件数)	30	24	33	87
			34.5%	27.6%	37.9%	100.0%
	全部適用	(件数)	18	17	37	72
			25.0%	23.6%	51.4%	100.0%
	独法・公務員型	(件数)	1	1	1	3
			33.3%	33.3%	33.3%	100.0%
	独法・非公務員型	(件数)	5	0	6	11
			45.5%	0.0%	54.5%	100.0%
	指定管理者制度	(件数)	5	1	5	11
			45.5%	9.1%	45.5%	100.0%
	その他	(件数)	0	0	4	4
			0.0%	0.0%	100.0%	100.0%
	合　計	(件数)	59	43	86	188
			31.4%	22.9%	45.7%	100.0%
地域	北海道	(件数)	3	3	5	11
			27.3%	27.3%	45.5%	100.0%
	東北	(件数)	6	4	5	15
			40.0%	26.7%	33.3%	100.0%
	関東	(件数)	3	5	16	24
			12.5%	20.8%	66.7%	100.0%
	中部	(件数)	19	16	22	57
			33.3%	28.1%	38.6%	100.0%
	近畿	(件数)	11	4	12	27
			40.7%	14.8%	44.4%	100.0%
	中国・四国	(件数)	10	7	17	34
			29.4%	20.6%	50.0%	100.0%
	九州・沖縄	(件数)	7	4	9	20
			35.0%	20.0%	45.0%	100.0%
	合　計	(件数)	59	43	86	188
			31.4%	22.9%	45.7%	100.0%

⑦ 今後の予定について
(【質問1】で「(人事評価制度を) 導入している」と回答した病院)
【質問2-11】現在の人事評価制度について、見直しを検討されていますか。

質問2-11
現在の人事評価制度について、見直しを検討されていますか。

			半年以内に見直しを検討	1年以内に見直しを検討	2年以内に見直しを検討	2年以上先に見直しの予定	今のところ考えていない	その他	合計
経営形態	一部適用	(件数)	4	10	3	1	55	21	94
			4.3%	10.6%	3.2%	1.1%	58.5%	22.3%	100.0%
	全部適用	(件数)	7	5	3	2	51	22	90
			7.8%	5.6%	3.3%	2.2%	56.7%	24.4%	100.0%
	独法・公務員型	(件数)	2	0	0	0	1	0	3
			66.7%	0.0%	0.0%	0.0%	33.3%	0.0%	100.0%
	独法・非公務員型	(件数)	2	1	1	0	3	2	9
			22.2%	11.1%	11.1%	0.0%	33.3%	22.2%	100.0%
	指定管理者制度	(件数)	0	2	0	1	7	1	11
			0.0%	18.2%	0.0%	9.1%	63.6%	9.1%	100.0%
	その他	(件数)	0	0	0	0	2	3	5
			0.0%	0.0%	0.0%	0.0%	40.0%	60.0%	100.0%
	合計	(件数)	15	18	7	4	119	49	212
			7.1%	8.5%	3.3%	1.9%	56.1%	23.1%	100.0%
地域	北海道	(件数)	0	1	0	1	6	4	12
			0.0%	8.3%	0.0%	8.3%	50.0%	33.3%	100.0%
	東北	(件数)	1	1	2	0	12	3	19
			5.3%	5.3%	10.5%	0.0%	63.2%	15.8%	100.0%
	関東	(件数)	0	1	1	1	16	9	28
			0.0%	3.6%	3.6%	3.6%	57.1%	32.1%	100.0%
	中部	(件数)	5	9	2	1	34	10	61
			8.2%	14.8%	3.3%	1.6%	55.7%	16.4%	100.0%
	近畿	(件数)	4	1	1	1	18	7	32
			12.5%	3.1%	3.1%	3.1%	56.3%	21.9%	100.0%
	中国・四国	(件数)	4	2	0	0	21	9	36
			11.1%	5.6%	0.0%	0.0%	58.3%	25.0%	100.0%
	九州・沖縄	(件数)	1	3	1	0	12	7	24
			4.2%	12.5%	4.2%	0.0%	50.0%	29.2%	100.0%
	合計	(件数)	15	18	7	4	119	49	212
			7.1%	8.5%	3.3%	1.9%	56.1%	23.1%	100.0%

⑧ 導入予定病院に対する質問
(【質問1】で「(人事評価制度を) 導入予定」と回答した病院)
【質問3-1】導入予定時期を教えてください。

質問3-1
導入予定次期を教えてください。

			半年以内	1年以内	1年半以内	2年以内	2年以上先	その他	合計
経営形態	一部適用	(件数)	4	8	0	2	6	8	28
			14.3%	28.6%	0.0%	7.1%	21.4%	28.6%	100.0%
	全部適用	(件数)	4	4	0	3	3	10	24
			16.7%	16.7%	0.0%	12.5%	12.5%	41.7%	100.0%
	独法・公務員型	(件数)	0	0	0	2	1	0	3
			0.0%	0.0%	0.0%	66.7%	33.3%	0.0%	100.0%
	独法・非公務員型	(件数)	5	3	0	1	2	1	12
			41.7%	25.0%	0.0%	8.3%	16.7%	8.3%	100.0%
	指定管理者制度	(件数)	0	3	0	2	1	1	7
			0.0%	42.9%	0.0%	28.6%	14.3%	14.3%	100.0%
	その他	(件数)	0	0	0	1	0	0	1
			0.0%	0.0%	0.0%	100.0%	0.0%	0.0%	100.0%
	合計	(件数)	13	18	0	11	13	20	75
			17.3%	24.0%	0.0%	14.7%	17.3%	26.7%	100.0%
地域	北海道	(件数)	0	1	0	0	1	2	4
			0.0%	25.0%	0.0%	0.0%	25.0%	50.0%	100.0%
	東北	(件数)	2	5	0	4	1	6	18
			11.1%	27.8%	0.0%	22.2%	5.6%	33.3%	100.0%
	関東	(件数)	0	1	0	1	2	2	6
			0.0%	16.7%	0.0%	16.7%	33.3%	33.3%	100.0%
	中部	(件数)	1	4	0	4	3	2	14
			7.1%	28.6%	0.0%	28.6%	21.4%	14.3%	100.0%
	近畿	(件数)	6	5	0	1	1	5	18
			33.3%	27.8%	0.0%	5.6%	5.6%	27.8%	100.0%
	中国・四国	(件数)	2	2	0	0	2	3	9
			22.2%	22.2%	0.0%	0.0%	22.2%	33.3%	100.0%
	九州・沖縄	(件数)	2	0	0	1	3	0	6
			33.3%	0.0%	0.0%	16.7%	50.0%	0.0%	100.0%
	合計	(件数)	13	18	0	11	13	20	75
			17.3%	24.0%	0.0%	14.7%	17.3%	26.7%	100.0%

(【質問1】で「(人事評価制度を)導入予定」と回答した病院)
【質問3-2】人事評価制度を導入する理由を教えてください。(複数回答可)

			人材育成	職員の意識改革	組織活性化	収益改善	公平処遇の実現	他の自治体病院でも導入が進んでいる	その他	合計
経営形態	一部適用	(件数)	19	25	18	6	17	2	0	31
			61.3%	80.6%	58.1%	19.4%	54.8%	6.5%	0.0%	
	全部適用	(件数)	18	17	15	8	10	3	4	27
			66.7%	63.0%	55.6%	29.6%	37.0%	11.1%	14.8%	
	独法・公務員型	(件数)	2	1	0	0	3	2	1	3
			66.7%	33.3%	0.0%	0.0%	100.0%	66.7%	33.3%	
	独法・非公務員型	(件数)	9	9	8	4	6	0	2	12
			75.0%	75.0%	66.7%	33.3%	50.0%	0.0%	16.7%	
	指定管理者制度	(件数)	3	5	4	2	5	0	0	7
			42.9%	71.4%	57.1%	28.6%	71.4%	0.0%	0.0%	
	その他	(件数)	0	1	1	1	1	0	0	1
			0.0%	100.0%	100.0%	100.0%	100.0%	0.0%	0.0%	
	合計	(件数)	51	58	46	21	42	7	7	81
			63.0%	71.6%	56.8%	25.9%	51.9%	8.6%	8.6%	100.0%
地域	北海道	(件数)	4	3	3	1	1	0	0	5
			80.0%	60.0%	60.0%	20.0%	20.0%	0.0%	0.0%	
	東北	(件数)	11	15	10	3	4	0	6	20
			55.0%	75.0%	50.0%	15.0%	20.0%	0.0%	30.0%	
	関東	(件数)	3	5	4	2	3	1	0	6
			50.0%	83.3%	66.7%	33.3%	50.0%	16.7%	0.0%	
	中部	(件数)	9	10	4	1	12	2	1	14
			64.3%	71.4%	28.6%	7.1%	85.7%	14.3%	7.1%	
	近畿	(件数)	11	12	14	7	12	1	0	18
			61.1%	66.7%	77.8%	38.9%	66.7%	5.6%	0.0%	
	中国・四国	(件数)	7	7	6	4	4	2	0	11
			63.6%	63.6%	54.5%	36.4%	36.4%	18.2%	0.0%	
	九州・沖縄	(件数)	6	6	5	3	6	1	0	7
			85.7%	85.7%	71.4%	42.9%	85.7%	14.3%	0.0%	
	合計	(件数)	51	58	46	21	42	7	7	81
			63.0%	71.6%	56.8%	25.9%	51.9%	8.6%	8.6%	100.0%

資料5　人事評価制度の導入に関する実態調査　アンケート用紙

```
┌──────────────────────────────┐
│ 人事評価制度の導入に関する実態調査　アンケート用紙 │
└──────────────────────────────┘
```

記入方法　設問の解答欄にある【---】マークの横線をボールペンまたは鉛筆(HB以上)で塗りつぶして下さい。設問に該当しない場合、または不明の場合、解答欄は空欄のままで結構です。

よい例　[━] [━] [━]
悪い例　[ ] [ ] [ ]

貴院名	
経営形態	【---】地方公営企業法(財務適用)　　【---】地方公営企業法(全部適用) 【---】地方独立行政法人(公務員型)　【---】地方独立行政法人(非公務員型) 【---】指定管理者制度 【---】その他（　　　　　　　　　　　　）
お名前	所属役職

【質問1】

人事評価制度を導入されていますか。

【---】導入している　　　【---】導入予定　　　【---】導入予定はない

【---】その他（　　　　　　　　　　　　　　　　　　　　　　）

※【質問1】で、導入している　にチェックされた方：【質問2-1】～【質問2-11】にご回答お願いします。　P.2へお進み下さい

　　　　　　　導入予定　にチェックされた方：【質問3-1】～【質問3-3】にご回答をお願いします。　P.4へお進み下さい

　　　　　　　導入予定はない　にチェックされた方：下記設問にのみご回答をお願いします。

※導入予定はない理由をお答えください。

【---】必要性がないので検討にも及んでいない

【---】検討したが見送った

　　　　↳見送った理由をお答えください。

　　　　【---】院内で反対意見が多く進められない　　【---】処遇反映のための原資の確保が困難

　　　　【---】条例改正等付随する手続きが煩雑なため

　　　　【---】その他（　　　　　　　　　　　　　　　　　　　　　　）

※【質問1】でその他にチェックされた場合は当該間で終了となります。

資料

【質問1】で人事評価制度を 導入している とご回答された方のみご記入ください

【質問2-1】
人事評価制度はどの職種を対象としていますか。(複数回答可)
　　　【 --- 】医師職　　　【 --- 】看護職　　　【 --- 】その他の医療職　　　【 --- 】事務職

【質問2-2】
業績評価を導入されていますか。
　　　【 --- 】している　　　【 --- 】していない

　　　業績評価はどの職種・職位を対象としていますか。(複数回答可)
　　　【 --- 】医師職(全職位)　　　　　　　【 --- 】医師職(管理職のみ)
　　　【 --- 】看護職(全職位)　　　　　　　【 --- 】看護職(管理職のみ)
　　　【 --- 】その他の医療職(全職位)　　　【 --- 】その他の医療職(管理職のみ)
　　　【 --- 】事務職(全職位)　　　　　　　【 --- 】事務職(管理職のみ)

【質問2-3】
人事評価は年に何回実施していますか。
　　　【 --- 】年に1回実施している　　　【 --- 】年に2回実施している　　　【 --- 】年に3回以上実施している
　　　【 --- 】その他（　　　　　　　　　　　　　　　　　　　　　　　　）

【質問2-4】
人事評価制度結果は処遇に反映していますか。(複数回答可)
　　　【 --- 】賞与(勤勉手当等)に反映している　　　【 --- 】昇給に反映している　　　【 --- 】毎月の手当に反映している
　　　【 --- 】昇進・昇格に反映している　　　【 --- 】反映していない　　　【 --- 】その他（　　　　　）

※「賞与(勤勉手当等)に反映している」「昇給に反映している」「毎月の手当に反映している」「その他」にチェックをされた方のみ対象
・処遇反映の原資をどのように確保していますか。
　　　【 --- 】自治体議会での条例改正によって原資を確保している　　　【 --- 】その他の方法で原資を確保している
　　　【 --- 】条例改正は行わず、現在の原資の範囲で変動させている
　　　具体的方法をご記入ください

【質問2-5】
人事評価結果のフィードバックは行っていますか。
　　【 --- 】行っている　　　【 --- 】行っていない　　【 --- 】その他（　　　　　　　　）
※フィードバックを行っているにチェックをされた方のみ対象
・どういった方法でフィードバックを実施されていますか。

```
┌─────────────────────────────────────────────────────────┐
│                                                         │
│                                                         │
└─────────────────────────────────────────────────────────┘
```

【質問2-6】
人事評価制度を導入された理由を教えてください。(複数回答可)
　　【 --- 】人材育成　　　【 --- 】職員の意識改革　　【 --- 】組織活性化　　【 --- 】収益改善(生産性の向上)
　　【 --- 】公平処遇の実現　　【 --- 】他の自治体病院でも導入が進んでいるから
　　【 --- 】その他（　　　　　　　　　　　　　　　　　　）

【質問2-7】
人事評価制度を導入してどの様な成果がありましたか。(複数回答可)
　　【 --- 】人材確保　　　　　　【 --- 】職場の活性化(意識改革)
　　【 --- 】収益改善　　　　　　【 --- 】人材育成における活用　　【 --- 】公平な処遇の実現
　　【 --- 】その他（　　　　　　　　　　　　　　　　　　）

【質問2-8】
人事評価制度の導入にあたり、第三者機関(コンサルティング会社等)を活用しましたか。
　　【 --- 】活用した　　【 --- 】セミナー等で情報収集をして内部で導入した　　【 --- 】その他（　　　　　　）

【質問2-9】
人事評価制度の導入において、どのようなことに苦慮されましたか。

```
┌─────────────────────────────────────────────────────────┐
│                                                         │
│                                                         │
└─────────────────────────────────────────────────────────┘
```

【質問2-10】
【質問2-9】の内容について取り組んだ対策・改善策がありましたらご記入ください。

```
┌─────────────────────────────────────────────────────────┐
│                                                         │
│                                                         │
└─────────────────────────────────────────────────────────┘
```

【質問2-11】
現在の人事評価制度について、見直しを検討されていますか。
【 --- 】半年以内に見直しを検討している　【 --- 】1年以内に見直しを検討している　【 --- 】2年以内に見直しを検討している
【 --- 】2年以上先に見直しの予定はある　【 --- 】今のところ見直しは考えていない　【 --- 】その他（　　　　　　　　）

※見直しを検討している にチェックをされた方のみ対象
見直す項目をご記入ください。
```
┌─────────────────────────────────────┐
│                                     │
│                                     │
│                                     │
└─────────────────────────────────────┘
```

見直しを検討する理由をご記入ください。
```
┌─────────────────────────────────────┐
│                                     │
│                                     │
│                                     │
└─────────────────────────────────────┘
```

【質問1】で人事評価制度について 導入予定 とご回答された方のみご記入ください

【質問3-1】
導入予定時期を教えてください。
【 --- 】半年以内　　　　【 --- 】1年以内　　　　【 --- 】1年半以内　　　　【 --- 】2年以内
【 --- 】2年以上先　　　【 --- 】その他（　　　　　　　　　　　　　　）

【質問3-2】
人事評価制度を導入する理由を教えてください。(複数回答可)
【 --- 】人材育成　　　【 --- 】職員の意識改革　【 --- 】組織活性化　【 --- 】収益改善(生産性の向上)
【 --- 】公平処遇の実現　【 --- 】他の自治体病院でも導入が進んでいるから
【 --- 】その他（　　　　　　　　　　　　　　　　）

【質問3-3】
人事評価制度の導入に際し、懸念されていることがありましたらご記入ください。(職員の不満等)
```
┌─────────────────────────────────────┐
│                                     │
│                                     │
│                                     │
└─────────────────────────────────────┘
```

ご協力いただきまして誠にありがとうございました。

あとがき

　本書は読んでいただいておわかりのように、これまでに出版されている人事評価制度に関する書籍のような、難しく、理論的なものではありません。中規模の地方公営企業法一部適用の自治体病院で、どのようにして人事評価制度を導入したのか、さらに公立病院における人事評価制度の実態についてわかりやすく、極めて実践的な観点に立ち、まとめたものです。

　現在の病院に勤務する若い職員は、病院といえども一般の企業と同じような職場と考えています。病院の上層部も病院は特殊な職場であるという、これまでのような古い考え方から脱却し、現場の職員が満足し、働きやすい職場環境にしていかなければなりません。職員の定着率を高めていくためには、人事評価制度の導入は必須でしょう。病院に勤務する職員に満足感が得られないような病院では、患者・家族にも満足していただける医療は提供できません。

　本書がこれから人事評価制度の導入を考えている病院にとって、多少なりともお役に立てることを期待しています。

　最後に当院の人事評価制度の導入に際し、行政側、議会側の交渉など多大なるご尽力をいただき、平成26年3月に退職されました、大林春樹事務部長に心より御礼申し上げます。

　人事評価制度導入の最初からプロジェクトチームの一員としてご参加いただき、さらに人事評価制度アンケート調査の分析でご協力いただきました日本経営戦略人事コンサルティング社の皆様のご協力に感謝いたします。

　また、お忙しいにもかかわらず本書の校正にご協力いただきました、フリーライター：橋口佐紀子氏に御礼申し上げます。

　　　　　　　　　　　　　平成26年5月　　　　　世古口　務

執筆者一覧

世古口　務（せこぐち　つとむ）　第1章、第2章、第3章、第5章
1947年　三重県生まれ
1972年　三重県立大学医学部卒業、三重大学医学部第一外科、市立伊勢総合病院院長、伊勢市病院事業管理者を歴任して退職
2008年4月　松阪市民病院勤務
2010年4月　松阪市民病院総合企画室副室長に就任、現在に至る
2010年より愛知、岐阜、三重、東海自治体病院DPC勉強会（ToCoM）の代表世話人
著書：「DPC/PDPS導入を契機にした自治体病院の経営改善」（日本医学出版　2011）

小倉　嘉文（おぐら　よしふみ）　第4章
1947年　三重県生まれ
1974年　三重県立大学医学部卒業、三重大学医学部第一外科
1998年　国立三重中央病院（現三重中央医療センター）
2001年　松阪市民病院副院長
2002年　松阪市民病院院長　現在に至る
専門：消化器外科、特に肝胆膵疾患の外科的治療。1991年には、三重県下でいちはやく腹腔鏡下胆嚢摘出術を成功させる。
共著：「病院の収益改善に貢献する　病院経営 MASTER VOL.3.3：リーダーとしての心構えについて」（日本医学出版　2011）、「DPC/PDPS導入を契機にした自治体病院の経営改善」（日本医学出版　2011）

井上　陽介（いのうえ　ようすけ）　第6章
1964年　兵庫県生まれ
1989年　関西学院大学卒業
同年　株式会社日本経営入社

2012年　株式会社日本経営戦略人事コンサルティング代表取締役
2012年　株式会社日本経営常務取締役
公益社団法人日本医業経営コンサルタント協会認定医業経営コンサルタント（登録番号6014）。組織戦略、人事マネジメント、管理職教育が専門分野。
共著：「病院・社会福祉施設の賃金システム」（中央経済社　2000）、「病院を変える150のヒント（第2版）」（じほう　2008）、「病院賃金改革Q&A」（経営書院　2007）

あの「松阪市民病院」の実践例!
必ず役に立つ
病院人事評価制度導入の手引き

2014年6月15日　第1刷発行

編　著　世古口　務

発行人　藤澤功明

発行所　株式会社マスブレーン

　　本社　　〒561-8510　大阪府豊中市寺内2-13-3 日本経営ビル
　　　　　　TEL 06-6868-1158(代)　FAX 06-6865-0389

　　出版事業部　〒101-0048　東京都千代田区神田司町2-11-1 明治安田損害保険ビル1F
　　　　　　　　TEL 03-5259-7171　FAX 03-5259-7172

印刷・製本　株式会社イデイ

乱丁・落丁本はお取り替えします。定価はカバーに表示してあります。
本書の無断複写(コピー)は、著作権法上の例外を除き、著作権侵害となります。

©2014 Tsutomu Sekoguchi
ISBN978-4-904502-18-1 C2034